# 医師が教える
# 最善の健康法

世界が認めた
論文に基づく
科学的根拠《エビデンス》あり!

内科医
名取宏
Natori Hiromu

内外出版社

Profile

**名取宏** なとりひろむ

内科医。医学部を卒業後、大学院などを経て、現在は福岡県の市中病院に勤務。著書に『新装版「ニセ医学」に騙されないために』（内外出版社）。ツイッターやブログなどでも医療情報を発信している。犬と猫だったら、だんぜん猫派。

NATROMのブログ
http://natrom.hatenablog.com/

# はじめに

昔から長寿は人類の憧れでした。もちろん、ただ長生きするだけではなく、健康でいられることも条件です。かなり多くの方が健康で長生きしたいと願っているのではないでしょうか。私も健康で長生きしたいと思っています。

しかし、「どうすれば健康で長生きできるか」という問いに答えるのは難しいことです。私は内科医ですから、病気の人を診るのは慣れています。しかし、病気のない人が健康で長生きする方法というのは、内科学からは少し外れます。

まず思いつくのは、健康で長生きしている人の生活習慣を真似ること。ただ、一人や数人では心もとないです。タバコを吸っていても長生きする人はいます。不健康な生活をしていても、運よく長生きしているだけかもしれません。では、たくさんの人に聞けばいいでしょうか。日本の高齢者は口をそろえて「昔は食べ物もロクになかったし、ワクチンや抗菌薬もなかった」と言うかもしれません。だからといって子どもの食事を制限し、医療を受けさせないほうがいいとは言えません。栄養状態が悪く医療も不十分だった時代には、子どもがたくさん死んでいました。丈夫な人たちが生き残って体験を話す、という偏りが生じているのです。

偏りが生じにくいように他の条件が似た人をたくさん集め、どのような特徴を持っていると病気になりやすいのかを調べる「疫学」という学問があります。私たちがタバコは健康に悪いことを知っているのは、他の条件がほぼ同じであれば、タバコを吸っていない人たちに比べて、吸っているという特徴を持っている人たちのほうが肺がんになりやすく、早死にしやすいことを証明した疫学研究のおかげです。

本書では、原則として**医学論文として発表された疫学研究や公的機関が定めたガイドラインを参考**にしました。人間の集団を対象とした研究では、対象者や研究方法によって、結果は少しずつ異なります。その中で、なるべく**日本人のデータを優先**しました。また、できる限り**検査値などの間接的な指標ではなく、死亡や病気の発症といった生存や生活の質を評価した研究を参照**しています。そうすることで、根拠のある「最善」を目指しました。

健康情報は巷にあふれています。インターネットでも書店でも、健康や長寿のための情報はいくらでも手に入ります。でも、疫学研究ではなく、個人的な経験や思い込みに基づく情報のほうが多いでしょう。中には効果に乏しいだけではなく、逆に害がありそうなものも散見されます。そうした根拠に乏しい健康法をわざわざ手間や時間やお金をかけて行うのは馬鹿らしいことです。どうせやるなら、根拠があるものをやりましょう。

根拠の有無以外にも大切なポイントがあります。ラクにできるかどうかです。ひどくつらい思いをして健康になるのは、割に合いません。どのようなことを、どのくらいつらいと思うのかには個人差があります。「少量の飲酒は体によい」というのは疑わしく、健康や長寿だけを考えるなら飲まないほうがいいかもしれませんが、私にとってお酒をやめるのはつらいことです。人によってはタバコをやめるのはつらいと感じる人もいるでしょう。そこは、害の大きさとつらさを天秤にかけてください。**コンセプトは「できることを無理なくやる」**です。

本書に書かれている健康法を実践しさえすれば、誰もが健康で長生きできるわけではありません。人間の健康状態や寿命は、誰にも予測できないからです。この本に書かれている健康法を完璧にこなしても、運が悪いと早死にします。例えば、膵臓がんのリスク因子である喫煙や大量飲酒を避けるのは有効ですが、それでも膵臓がんになるときはなります。つまり死ぬときは死にます。だいたい病気にならなくても、事故で死ぬことだってあるのです。

ただ、だからといって何の努力もせずに諦めるのは極端でしょう。一つひとつの健康法には、健康と長寿の確率をほんの少し上げる程度の効果しかありませんが、それでも小さな効果を積み重ねれば、大きな結果が得られるかもしれません。本書が、みなさんの健康と長寿に役立つことを、みなさんが幸運にも健やかに長生きされることを祈っています。

# 第1章 ✕ ついやりがちな間違った健康法

# 第2章

# ◎ ぜひやっておきたい健康法

# 第3章 できたらやっておきたい健康法

# 第1章

×

# ついやりがちな間違った健康法

# 1 × 単純な糖質制限食

## 糖質制限食とは何か

「糖質制限食」という言葉を聞いたことがありませんか？　糖質制限は、かなりポピュラーな健康法でダイエット法です。世の中には多くのダイエット法がありますが、近年では糖質制限食がいちばんの定番かもしれません。

糖質とは、食物繊維ではない炭水化物のこと。食物繊維にはカロリーがありませんから、カロリーだけを考える場合、糖質と炭水化物はほぼ同じといえます。炭水化物は、たんぱく質や脂質と並ぶ三大栄養素の一つで、ご飯や麺類などの穀物由来の食品やイモ類、果物に多く含まれています。砂糖も、もちろん炭水化物です。野菜には炭水化物は入っていないと思っている人もいるかもしれませんが、カボチャやレンコンなど、炭水化物を比較的多く含む野菜もあります。

体重を減らすことが目的なら、消費するカロリーよりも摂取するカロリーを少なくすればいいだけです。ただ、健康によい食事をしながら体重を減らすとなると、これがなかなか難しいもの。患者さんに対しては「バランスのよい食事を」などとご説明しますが、それではバランスのよい食事とは何でしょうか。

## 最適な炭水化物の割合

厚生労働省は、日本人が健康の保持・増進を図る上で摂取したほうがよいエネルギーおよび栄養素の量の目安を示した「日本人の食事摂取基準」を5年おきに公表しています。それによると、**総摂取カロリーにおける三大栄養素の割合は、炭水化物50〜65%、たんぱく質13〜20%、脂質20〜30%がよい**とされています（※1）。現代の日本で平均的な食事をしていれば、だいたいはこの範囲内に収まるでしょう。

しかし、昼食を菓子パンにしたり、清涼飲料水のような砂糖入りの飲み物を多く摂取したりすると、炭水化物（糖質）が多くなりすぎます。「炭水化物を過剰に摂取すると体に悪い」ことに議論の余地はありません。問題は、最適な炭水化物の割合は本当に50〜65%かという点です。

ごく一部の医師は、糖質の摂取が肥満や老化の原因であり、糖質制限によって肥満を防ぎ、老化を遅らせるばかりでなく糖尿病などの様々な病気を予防できると主張しています。極端な場合、糖質割合10%台の食事がすすめられていることもあります。厚生労働省の提示する50〜65%とかなり差がありますね。どちらが正しいのでしょうか?

## 極端な糖質制限食のリスク

結論から言うと、私は極端な糖質制限食をおすすめしません。うまく行わないと長期的にはかえって健康を害する危険性がある一方で、利益がはっきりしないからです。

2018年に発表された研究では、45〜64歳の約1万5000人のアメリカ人を面接し、食事摂取頻度を調査して25年間追跡し、炭水化物の摂取割合別に亡くなった人を数えあげました(※2)。性別、年齢、人種、糖尿病の有無、喫煙の有無などの要因も同時に調べて補正しています。

これは「コホート研究」という手法です。薬の臨床試験でよく使われる「ランダム化比較試

■総摂取カロリーに占める炭水化物の割合と総死亡率のU字型の関係

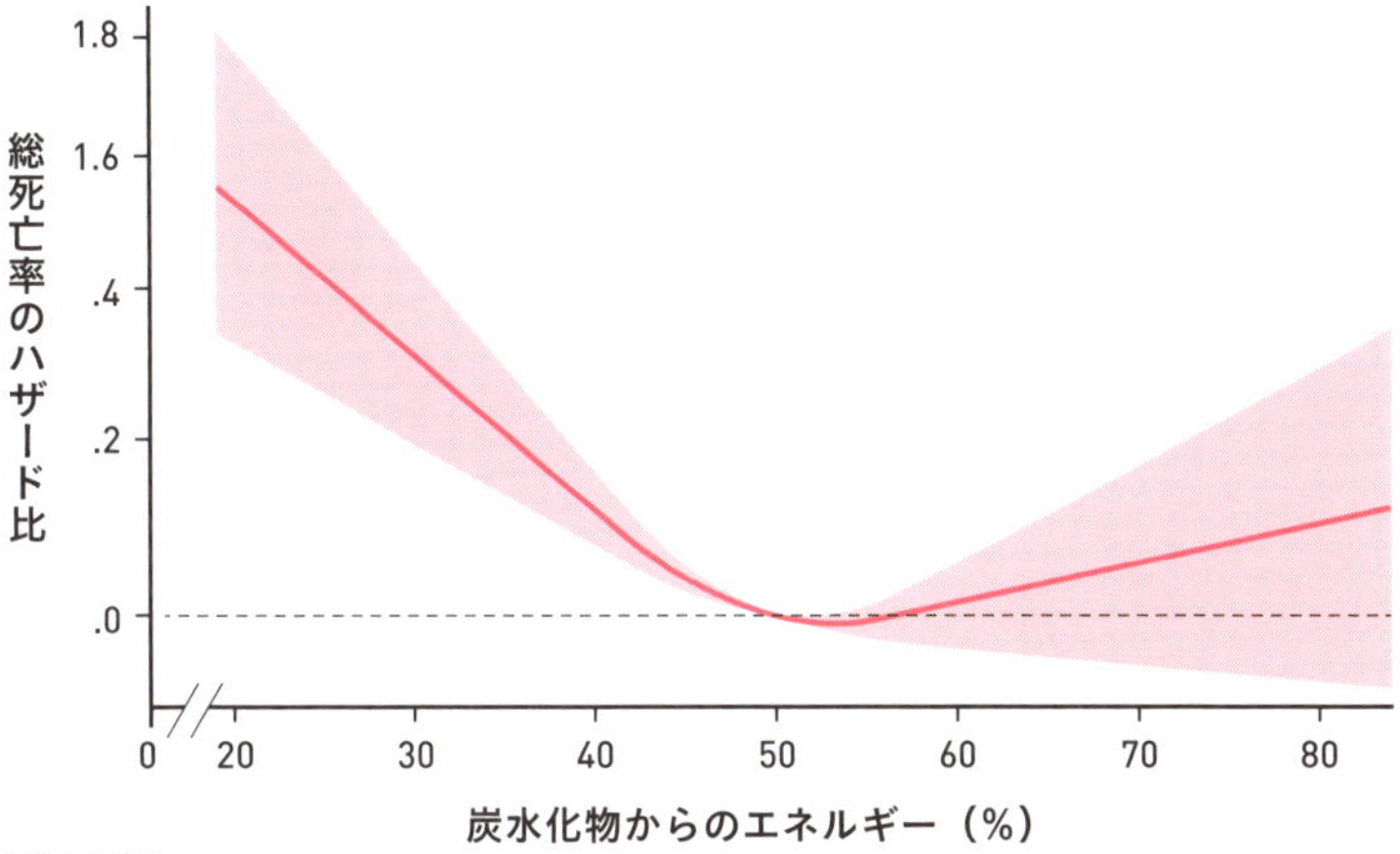


※2より引用

※上下の幅は「95%信頼区間」です（以下同）。

験」に比べるとエビデンスレベルはやや落ちますが、食事の影響を長期間にわたって評価するにはコホート研究が信頼できます。

**その結果、総摂取カロリーに占める炭水化物の割合が50〜55％のときに最も死亡率が低く、それより多くても少なくても死亡率が高くなることが示唆されました。**炭水化物の摂取割合と死亡率の関係をグラフにすると、上のようにU字型になります。厚生労働省の提示する50〜65％と近い数字です。

この研究では、炭水化物摂取割合が10％台という極端な糖質制限をしている人は少なく、極端な糖質制限については直接的にはよいとも悪いとも言えません。

しかし、グラフのU字型の左側、炭水化物の割合が20％くらいまでは死亡率が上昇していることを見れば、さらに炭水化物を制限すれば体によいとは考えにくいでしょう。

また、複数のコホート研究を統合したメタ解析でも同様の傾向で、**〈高すぎる炭水化物摂取割合（70％を超える）〉と〈低すぎる炭水化物摂取割合（40％未満）〉は、高い死亡率と関連**していました（※2）。複数の研究で同様の傾向が確認されると、結果の信頼性が増します。単純に解釈すれば、炭水化物の摂取量は多すぎても少なすぎても悪く、ほどほどがよさそうです。

炭水化物の摂取割合が減ると、代わりにたんぱく質と脂質の摂取割合が増えます。この研究では、同じ低糖質食でも、たんぱく質と脂質を動物性食品から摂ると死亡率が高く、植物性食品から摂ると死亡率が低いことが示されています。全体では炭水化物の摂取割合が低い群で動物性食品の摂取割合が高いので、炭水化物が少なすぎることが悪いのではなく、動物性食品のとりすぎが悪いのかもしれません。栄養と健康の関係は複雑です。

## 極端な糖質制限食は割に合わない

先にも述べた通り、糖質制限食については様々な病気を予防できると主張されることがあります。しかし、短期的な検査値が改善したというデータはあるものの、極端な糖質制限食を推奨する医師も長期的なデータは提示できていません。「糖質制限食が様々な病気を予防する」という主張に、臨床的な証拠はほとんどないのです。

「糖質制限食で血糖値が下がる」という理屈が持ち出されることがあります。確かに、糖質を制限すると短期的には糖尿病の患者さんの血糖値が下がるという研究はあります（※3）。しかし、短期的に血糖値が下がっても、長期的な健康や長生きにつながるとは限りません。そもそも、糖尿病ではない人には適用できません。

稀に「人類が進化してきた過程では食物を狩猟採集に頼っており、その食事内容はきわめて低糖質であった。よって糖質制限食は人類の体に合っている」という理屈で糖質制限食が推奨されることもあります。

しかしながら、農耕を始める前の人類の平均寿命が短かったことを考えると、あまり説得力がありません。**現代は、歴史上で最も平均寿命が長い時代です。現代の食事が最適とは限りませんが、そこからあまりにも外れた食事はリスクが高いと私は考えます。**

以上の結果からは、「健康のために糖質を制限しよう。ご飯やスパゲティは我慢。その代わりに肉を食べよう」という食生活は、我慢を強いるにもかかわらず、逆に死亡率を上げるリスクがある意味のないものだと考えられます。

何よりも炭水化物は、多くの人にとって美味しいもの。極端な糖質制限食を実行するには、白米やパンや粉ものや麺類やイモ類を諦めなければなりません。もちろん、砂糖もダメです。寿司や親子丼やサンドイッチ、お好み焼きやペペロンチーノ、ざる蕎麦や焼き芋、ケーキや饅頭を我慢した上で、長期的な利益があるのかどうかはあまりはっきりしない、かえって死亡率が上がるかもしれないという食事法をするのは割に合いません。

## 緩やかな糖質制限はよさそう

例え糖質制限をするとしても、「糖質さえ制限すれば、後は何を食べてもいい」という単純なものではなく、植物性の食品を多くとったほうがよさそうです。

ただし、糖質制限食のために、食事における野菜の割合を増やせば、そのぶんだけ金銭的にも時間的にもコストがかかります。米やパンに比べると野菜は高いし、調理の手間もかかるのです。現実的に考えると長く続けていくのは大変でしょう。

もちろん、好みで緩やかな糖質制限はしてもいいと思います。長期的にどうかはわからなくても、糖質を制限することは総摂取カロリーの制限につながり、体重を減らすためには効果的だからです。というか、私も体重を減らすために緩やかな糖質制限をしています。

例えば、モヤシカレー。お鍋にお湯を沸かして、レトルトカレーを温めた後に、モヤシ一袋をサッと茹でます。ご飯ではなく茹でたモヤシにカレーをかけて食べると、ちょっと食感が変わって美味しいです。モヤシは野菜にしては安いし、レトルトカレーだけでは不足しがちな食物繊維が摂れますし、ご飯を炊かなくてもいいというメリットもあります。さすがに「カレーには必ずモヤシ」はごめんこうむりますが、たまになら無理なくできます。

多くの人にとって、食べることは人生の大切な楽しみの一つです。**私たちは、「何かを我慢すれば、その我慢に見合うメリットが得られる」と考えがちですが、必ずしもそうではありません。**どうせなら、楽しく健康・長寿を目指しましょう。

※1「日本人の食事摂取基準(2015年版)」厚生労働省
※2 Seidelmann SB et al., Dietary carbohydrate intake and mortality: a prospective cohort study and meta-analysis., Lancet Public Health. 2018 Sep;3(9):e419-e428.
※3 Snorgaard O et al., Systematic review and meta-analysis of dietary carbohydrate restriction in patients with type 2 diabetes., BMJ Open Diabetes Res Care. 2017 23;5(1):e000354.

## 2 × フードファディズム

### 酢納豆は何にでも効く？

外来で診察しているとき、高血圧の患者さんから「酢納豆が血圧を下げるって本当ですか？」と尋ねられました。酢昆布なら知っていますが、酢納豆は初耳でした。

私　「酢納豆って何ですか？」
患者さん「納豆に酢をかけたものです。テレビ番組で紹介されていました。体にいいというので毎日食べています」
私　「味はどうですか？　美味しいのでしょうか？」
患者さん「正直言って、あまり好きではありません」

患者さんには「醤油の代わりに酢を使うことで塩分の摂取量が減り、わずかながら血圧が下がるかもしれません。けれども、それ以上の特別な効果があるとは考えにくいです。美味しくないのに、我慢してまで食べることはないでしょう」とご説明したところ、納得していただけました。

後日、インターネットで調べてみたところ、酢納豆はテレビだけではなく、ムック本や健康雑誌などでもすすめられていました。酢納豆には、高血圧に対する降圧だけでなく、視力回復や体重減少、アンチエイジング、血糖降下など、様々な効果があるとされています。しかし、体験談はありましたが、臨床的な証拠――つまり〈酢納豆を摂取する群〉と〈酢納豆を摂取しない群〉を比較して血圧が下がったというような研究結果は見あたりませんでした。

味も試してみました。酢をかけた納豆の味です。「美味しい」と思う人が食べるのは、食べ方のバリエーションが増えて好ましいとさえいえます。でも、私の口には合いませんでした。

## 典型的な「フードファディズム」

こういう特定の食品が様々な病気に効くという情報は、次から次に出てきます。たぶん、本書が出版される頃には酢納豆は飽きられ、別の何かが流行していることでしょう。

酢納豆で高血圧や糖尿病などの様々な病気が治るという主張は、典型的な「フードファディズム」です。**フードファディズムとは、「食品や栄養が健康や病気に与える影響を過大に評価したり信奉すること」**（※1）。ちなみに「ｆａｄ（ファッド）」というのは、英語で「一時的な熱狂」という意味です。なんと的を射たネーミングでしょうか。

特定の食品が健康や病気に与える影響を評価するのは、かなり難しいことです。特に長期的な影響を調べるには、当然ですが、長い時間がかかります。酢納豆のように急に流行した食品（食べ方）については、何もわかっていないと断言できます。ついでに言えば、食品（安全が確認されている食べ物）が健康や病気に与える影響は、もしあったとしても、多くの人を長い年月をかけて観察した研究でやっと差が出るか出ないかの小さなものでしかないのが通常です。

にもかかわらず、インターネットや健康雑誌では驚くような効能効果がうたわれています。普通の食品ならセーフのようですが、これが健康食品の広告だったら法律的に完全にアウト。

効能効果の根拠は、たいてい体験談か自称専門家の推薦です。つまり、芸能人の誰だれが好んで食べて効果を実感しているとか、ナントカクリニックの院長が大絶賛しているとか。憧れの有名人が食べて体の調子がよくなったら、自分も食べてみたいと思うのは自然な感情でしょう。しかし、食品が健康に与える影響を評価するには、体験談は不向きです。

タバコを吸うと肺がんになりやすいことは、ほとんどの方に納得してもらえるでしょう。しかし、「タバコを吸っていても肺がんにならなかった」という体験談も、「タバコを吸わなくても肺がんになった」という体験談も、探せばいくらでもあります。「これを食べたら体の調子がよくなった」という体験談も探せば出てくるわけです。

けれども、体調がよくなった理由が食品にあるとは限りません。たまたま、その食品をとったときに体の調子がよくなっただけかもしれません。体調がよくなるはずだという期待や思い込みによって、体調がよくなったかのように感じただけかもしれません。

## 医師も正しいとは限らない

大学教授やクリニックの院長が推薦していると信用する人もいるでしょう。ただ、そうした「専門家」がきちんとした臨床的証拠を元に話しているとは限りません。同じ医師として恥じ入りたくなりますが、医師免許を持っていても、いい加減なことを主張する人はいます。医師のほとんどはきちんとしていると信じていますが、数多くいる医師（日本だけで30万人以上）の中にはデタラメを言う人もいるのです。

どこかのメディアが「酢納豆で病気が治る！」という記事の企画を立てたとします。まともな医師に話を聞きにいっても「酢納豆で病気が治るというエビデンスはない」か、よくて「一部の病気に効く可能性がないとは言えない」くらいのコメントしかしてくれないでしょう。これでは記事になりません。しかし、中には「酢納豆はアンチエイジングにいい」、「酢納豆は高血圧にも効く」などと景気よく断言してくれる医師もいます。

**本当に食品が効くと考えているなら、一般読者向けの記事にコメントするだけでなく、他の専門家に向けて学会で発表したり、医学論文を書いたりできるはずです。**しかし、私の知る限りでは酢納豆の効果についての論文はありません。

そうした医師は医学論文を書かなくても、一般向けメディアに載ることで名前が売れ、クリニックが繁盛するという利益が得られます。メディア側にも、医師が期待通りのコメントをくれることで手軽に記事が書けるという利益があります。両者は「Ｗｉｎ‐Ｗｉｎ」の関係です。

こうして、健康雑誌などに「酢納豆で病気が治る！」というフードファディズムを助長する記事が載ることになります。テレビ番組でも同じことでしょう。不利益を被るのは、不正確な情報に惑わされる読者や視聴者なのです。

## 「健康に悪い食品」の嘘

**特定の食品が「健康によい・病気が治る」とは反対に、「健康に悪い・病気になる」とするフードファディズムもあります。**もちろん、砂糖入りの清涼飲料水を大量に飲めば糖尿病になりかねませんし、赤肉や加工肉のとりすぎは大腸がんのリスクを上げます（141ページ参照）。過剰摂取すれば健康に悪い食品はありますが、その影響を過大評価するのはフードファディズムです。

先に述べた極端な糖質制限もフードファディズムです。バランスを保ちながら適度に糖質を減らすのではなく、糖質こそが様々な病気の原因であり、減らせば減らすほど体によいと信じている人たちがいます。糖質制限にも様々な流派があり、「糖質ゼロ」を目標に掲げている一派もあります。そうした一派の人たちは、一般的な基準からいえば低糖質なナッツの糖質さえ気にします。健康になることよりも、糖質を避けることが目的になっているかのようです。

乳製品も「健康に悪い」とされることがありますが、科学的根拠はありません。インターネットで検索すると「牛乳は超危険」などと不安を煽るサイトが見つかりますが、アレルギーや乳糖不耐症の人を除く大多数の人にとって、乳製品はカルシウム源として有用な食品です。

その他、前著『新装版「ニセ医学」に騙されないために』(※2)では、乳製品の摂取が乳がんリスクを下げるという研究を紹介しましたので、本書では別の研究を紹介しましょう。

21か国における35〜70歳の成人、約13・6万人の食生活を調べた上で9・1年間フォローアップし、死亡と心血管疾患の数を数える大規模なコホート研究が行われたところ、**乳製品を多く摂取している人は、そうでない人と比べて20%弱くらい死亡も心血管疾患も少なかった**のです(※3)。牛乳だけでも同様の傾向が見られました。この研究によると、牛乳以外の乳製品なら、バターよりもヨーグルトのほうがよさそうです。

ただ、ヨーグルトばかりを食べるのもフードファディズムです。多くの人を対象に長期間調査した研究ではありますが、海外の研究なので日本人にどのくらい適用できるかはわかりませんし、各個人に当てはまるかどうかもわかりません。今まで乳製品をとっていなければ「たまにヨーグルトも食べるといいかも」くらいに思っていただければ、ちょうどいいと思います。

## 無意味な我慢は人生の大損

食の好みは大切です。健康・長寿がいいといっても、人生が楽しくなければ意味がありません。健康のために嫌いなものを我慢して食べ、反対に健康のために好きなものを我慢して食べないのはおすすめしません。少しくらい健康に悪いとされる食品でも、持病などの理由で医師に止められていないのなら、量や頻度に気をつけて食べてもいいでしょう。

例えばマーガリンなどに含まれるトランス脂肪酸は心疾患のリスクを高めるので規制されている国もありますが、日本ではトランス脂肪酸の摂取量は多くありません。極端に外食が多い、揚げ物をよく食べる人でない限り、さほど注意する必要はありません。まして、**不正確な情報を信じて、健康に悪くない好きな食品を我慢するなんてことになったら人生の大損**です。

テレビや雑誌やインターネットにあふれる「○○という食品が体によい／悪い」という情報は、9割方は眉に唾を付けて聞き、自分の好みを優先させるくらいがちょうどいいでしょう。

※1 高橋久仁子著『「食べもの神話」の落とし穴：巷にはびこるフードファディズム』講談社

※2 名取宏著『新装版「ニセ医学」に騙されないために』内外出版社

※3 Dehghan M et al., Association of dairy intake with cardiovascular disease and mortality in 21 countries from five continents (PURE): a prospective cohort study., Lancet. 2018 Nov 24;392(10161):2288-2297.

# 3 ✕ 健康食品の摂りすぎ

## 健康食品の種類

ふだん、健康食品を摂取している人もいるでしょう。健康食品といっても様々な種類があります。法律上、健康食品には明確な定義はなく、健康増進を期待して利用される食品全般を指します。サプリメントは、その中で錠剤やカプセル状の形態のものを指すことが多いです。

健康食品には、国が定めた一定の基準等を満たした「保健機能食品」も含まれます。保健機能食品は、許可制度や食品の目的によって、「機能性表示食品」、「栄養機能食品」、「特定保健用食品」の3種類に分けられます。特定保健用食品は「トクホ」の呼称でご存じの方もいるでしょう。特定保健用食品は人を対象とした研究で効果が認められないと国の審査に通りませんが、食品ですから薬ほどの厳密さは求められていません。

ましてや、保健機能食品以外の「いわゆる健康食品」の多くは、有効性や安全性についての情報が乏しく、健康への効果はあるともないともよくわからないというのが現状です。偏食せず、**バランスのよい食事をとっていれば、通常は栄養素が不足することはありませんので、健康食品の必要性は高くない**といわざるを得ません。

## 健康食品が必要な例外とは

例外は**妊娠初期の女性における葉酸**でしょう。ビタミンB群の一種である葉酸は、妊娠初期の胎児に特に必要な栄養素で、不足すると神経管閉鎖障害のリスクが上がります。厚生労働省は「いわゆる栄養補助食品から1日0・4mgの葉酸を摂取すれば、神経管閉鎖障害の発症リスクが集団としてみた場合に低減することが期待できる旨情報提供を行うこと」を提言しています（※1）。で

■健康食品とは何か

| 健康食品 | | | | 医薬品 |
|---|---|---|---|---|
| | 保健機能食品 | | | |
| いわゆる「健康食品」 | 機能性表示食品（届出制） | 栄養機能食品（自己認証制） | 特定保健用食品（個別許可制） | 医薬品（医薬部外品を含む） |

厚生労働省 生活衛生・食品安全部「健康食品の安全性確保について」より引用

きれば、妊娠を考え始めたときから摂り始めるようにしましょう。

その他、**菜食主義などの特別な食事をしている人が不足しがちなビタミン$B_{12}$など**を補ったり、**アスリートがたんぱく質**を効率的に摂ったりする場合にはサプリメントが役立ちます。

しかし、一般的な生活や食事をしている人は、健康食品やサプリメントを摂っても摂らなくてもかまいません。強いて言えば、あまり高価なものは避けることをおすすめします。値段が高くても特に効果が高いということはなく、コストパフォーマンスが悪いからです。

## よくできた広告の罠

健康食品の広告は、とてもよくできています。広告を見た人が「健康食品を摂ると健康によい」というイメージを抱くようにつくられています。よくあるのは、「この健康食品を食べ始めてから体の調子がよくなった」といった体験談です。目を凝らしてみると、小さく「※個人の感想です。効能効果を保証するものではありません」という注意書きがついています。

いわゆる健康食品が、医薬品と誤認されるような効能効果をうたうと法律違反です。消費者庁は広告を規制する方向で動いていますが、健康食品を売る側も商売ですから、うまい抜け道を探ります。商品の質を上げるのではなく、広告で消費者にうまくアピールするようインセンティブが働くのです。中には「法律的にアウトなのでは」という広告も散見されます。当局に注意・警告されるリスクがあっても、売り上げが上がれば割に合うと考えているのでしょう。少なくとも、**広告を信じて健康食品を買うことはやめておいたほうがよさそう**です。

健康食品の真の実力を知りたいなら、広告ではなく医学論文を参考にすべきでしょう。論文であっても嘘や間違いが混じることはありますが、広告と比べれば、ずっと信頼性が高いことは間違いありません。妊婦に対して葉酸の摂取が推奨されているのも、有効性が示されたことが複数の質の高い論文で報告されているからです。「学会で発表されました」と広告などに書いてある場合もありますが、学会で発表するだけなら質の低い研究でもできるので、「有効性があるかもしれない」程度のものがほとんどです。

## 健康食品による健康被害

「万が一でも効くかもしれないなら、健康食品を試してみる価値はある」と思う方もいるでしょう。ただし、有効性と同時に安全性についても考慮する必要があります。

よく、「健康食品は薬と違って食品だから安全だ」と言う人もいますが、大きな間違いです。**健康食品は、健康被害をもたらすことがあります。**とりわけ特定の成分が濃縮されている錠剤やカプセルだと、通常の食事ではありえない量を摂取することになり、潜在的なリスクは増します。しかも、薬と違って副作用を収集して報告するシステムが整っていません。健康食品によって、どのくらい副作用が起こっているのかを正確に知る手段がないのです。

健康食品に害があることが明瞭にわかった事例もあります。βカロテンを含む果物や野菜を多く摂取する人にがんが少なく、またβカロテンには抗酸化作用があるため、がん予防に役立つかもしれないと期待されていました。そこで、肺がんリスクが高い男性喫煙者3万人弱を対象に、〈βカロテンのサプリメントを摂取する群〉と〈摂取しない群〉とを比較するランダム化比較試験が行われました（※2）。

結果、5~8年間の経過を観察したあと、**βカロテンのサプリメントを摂取した群で肺がんの発生率が18%高いことが判明**しました。予防に役立つどころか、むしろ有害だったのです。同様の結果を示した研究は他にもあり、βカロテンのサプリメントが肺がんのリスクが高い人にとって有害であることについては専門家の間で同意されています。βカロテンはサプリメントから摂取するのではなく、果物や野菜から摂るべきです。

## 「これなら絶対に安全」はない

他にも少ないながら報告されてデータベースに登録された実例の解析によると、健康食品による健康被害は肝臓胆管障害が最も多く、次に皮膚障害、代謝・栄養障害、泌尿器障害、免疫障害と続きます（※3）。稀ですが、死亡例もあります。

それらの事例の背景を解析すると、持病やアレルギー歴のない人でも健康被害が生じていることがわかります。原因となった成分も、植物由来や動物由来、ミネラル、ビタミン、補酵素と幅広く、「これなら絶対に安全」と言えるものはなさそうです。

こうした健康被害には個人差があります。友人から健康食品をすすめられることもあるでしょうが、友人にとってよかった健康食品が、あなたには健康被害を起こすかもしれません。

**医薬品でも副作用は起こりますが、健康食品と違うのは医薬品には有効性が明確にあること**です。薬から得られる「効果」という利益と「副作用」という害を天秤にかけて、害より利益が大きいときに薬を使います。

おそらく健康食品による副作用の害は、医薬品に比べると頻度も程度も小さい一方で、利益があるのかないのかは不明瞭です。つまり、効果はないのに副作用だけがあるかもしれません。残念ながら、「副作用はなく効果だけがある」なんて都合のよいものは存在しないのです。

## 異常を感じたらすぐ中止を

健康食品を摂ることに利益があるとしたら、人によっては心の安寧が得られることでしょう。それほど高価なものでなければ、健康食品を摂取することで不安が減るのならば、摂取してもかまわないと思います。ただし、何らかの異常を感じたら中止してください。また、持病があって通院中の方は、必ず主治医に相談してから摂りましょう。健康食品は、薬と相互作用して効果を弱めたり、副作用を強めたりする可能性があります。

私が診ている患者さんについては、安価であれば無理に止めてはいません。ただし、重い肝臓病、腎臓病、肺疾患の方などは例外です。肝機能に余力があれば、もしも健康食品によって肝障害が起こっても、摂取をやめたら回復します。しかし、重い肝臓病の患者さんは、ひとたび肝障害を起こすと致命的なことになりかねません。**重い病気の患者さんに健康食品をすすめる人がいますが、善意からであっても絶対にやめてください。命にかかわります。**

健康食品についての一般的な利用方法については、厚生労働省のパンフレットが役立ちます（※4）。「足りない栄養素を気にするよりも、食事全体のバランスをチェックしましょう」、「薬のような使い方をしない」、「いくつもの製品を同時に摂取しない」といった注意喚起がされています。ぜひ一度、読んでみてください。

※1「神経管閉鎖障害の発症リスク低減のための妊娠可能な年齢の女性等に対する葉酸の摂取に係る適切な情報提供の推進について」厚生労働省
https://www.mhlw.go.jp/www1/houdou/1212/h1228-1_18.html
※2 Alpha-Tocopherol, Beta Carotene Cancer Prevention Study Group., The effect of vitamin E and beta carotene on the incidence of lung cancer and other cancers in male smokers., N Engl J Med. 1994 Apr 14;330(15):1029-35.
※3 小池麻由ら、健康食品・サプリメントによる健康被害の現状と患者背景の特徴、医薬品情報学、14巻4号 (2013)134-143
※4「健康食品の正しい利用法」厚生労働省医薬・生活衛生局生活衛生・食品安全部
https://www.mhlw.go.jp/file/06-Seisakujouhou-11130500-Shokuhinanzenbu/0000113706.pdf

■よくある健康食品に期待されている効果と根拠

| 健康食品名 | 期待されている効果（一例） | 根拠 | コメント |
|---|---|---|---|
| ビタミンC | 風邪予防 | △ | 一般集団における風邪予防の根拠は乏しい |
| ビタミンE | 心疾患の予防 | △ | 抗酸化作用が期待されたが、臨床試験では結果が出ていない |
| 葉酸 | 胎児の先天性異常の予防 | ○ | 公的に推奨されている |
| 鉄 | 貧血改善 | ○ | 鉄欠乏性貧血に対してなら有効 |
| 亜鉛 | 味覚障害の改善 | △ | 亜鉛欠乏になら有効かもしれない |
| しじみエキス | 肝機能改善 | × | 少量なら安全だろうが、成分が濃縮されていると心配 |
| 黒酢大豆 | 生活習慣病の予防 | × | 美味しければどうぞ |
| すっぽんエキス | 精力増強 | × | プラセボ効果くらいはあるだろう |
| ビール酵母 | 健康増進 | × | ビタミンB群やミネラルが含まれているので偏食の人になら |
| ココナツオイル | ダイエット | × | 飽和脂肪酸が多いので、過剰摂取は心血管疾患が心配 |
| 水素水 | 老化防止・美容 | × | そもそも水素は水にはあまり溶けない |
| グルコサミン | 関節痛の改善 | △ | 変形性膝関節症に有効との報告もあるが製品による |
| ウコン | 肝機能改善 | × | きわめて稀だが、肝障害を引き起こすことがある |
| ブルーベリー | 視力回復 | × | 普通に果物として美味しく食べたほうがいいのでは |
| 乳酸菌 | 便秘解消 | ○ | アレルギーの改善は△。個々の製品にもよる。「免疫力」の改善をうたう製品には要注意（37ページ参照）。 |
| コラーゲン | 関節痛の改善・美肌効果 | × | 通常の食事からも摂ることができる |
| 酵素 | 体内の酵素の補充 | × | いわゆる「酵素栄養学」はニセ医学 |
| 青汁 | 健康維持一般 | △ | ビタミンKやカリウムを多く含むため、病気によっては避けたほうが無難 |
| コエンザイムQ10 | 心疾患の予防・改善 | △ | 報告によって差があり、一貫した結論は出ていない |

# 4 × 特殊な健康法

## ＝ より簡単な健康法が大流行

書店で家庭の医学コーナーを眺めていると、世の中にはじつに様々な健康法があるものだと驚かされます。「長生きしたい」、「健康になりたい」という私たちの欲は果てしないものです。

散歩や体操くらいなら、特別な効果があるかどうかは別として、体を動かすことになるので「よい健康法」といえそうですが、**目新しいもの・珍しいものには注意が必要**です。

近年は、より実行しやすい簡単な健康法が好まれています。健康書でベストセラーを出したいなら、タイトルは「長生きしたければ○○しなさい」、これです。偏食をやめてバランスのよい食事をとるというような面倒なものではなく、何か手軽なことをしたら驚くほど簡単に健康になれるというものがいいでしょう。

かなり昔に「飲尿療法」が流行したことがありますが、自分のものとはいえ、おしっこを飲むのはハードルが高すぎて、意味がないだけでなく今風でもありません。

そうして、少しは意外性もなくてはいけません。「長生きしたければ適度に運動しなさい」、「健康になりたければ禁煙しなさい」などというタイトルの本では、当たり前すぎて売れそうにありません。

## ふくらはぎを揉むと健康に？

よって実行が容易で、意外性のある健康法をすすめる――例えば「ふくらはぎを揉め」という健康書がよく売れます。健康食品と違ってお金がかからないし安全です。揉みたい人はご自由にどうぞ。でも、私は揉みません。効果がきわめて疑わしいからです。ふくらはぎを揉んだくらいでは、気持ちはいいかもしれませんが、健康に長生きできるとは思いません。

健康書で紹介されている理屈は「ふくらはぎを揉めば体温が上がり、免疫力が高まる」といったものです。ふくらはぎを揉むことで体温が上がるかどうかも疑問ですが、仮にそうだとしても、体温が上がれば免疫力が高まるとは限りません。

そもそも「免疫力」という言葉自体がとてもあいまいなものです。どうやって「体温が上がれば免疫力が高まる」ことがわかったのでしょうか？ 白血球の数を数えたのでしょうか？ それとも免疫に関係する生理活性物質の量を測定したのでしょうか？ 感染症にかかる回数や治癒するまでの時間を評価したのでしょうか？ だいたい免疫力を上げると、アレルギーや自己免疫疾患を悪化させやしないか心配です。健康書には「ふくらはぎを揉めば免疫力が上がる」などと書かれていますが、どうやって免疫力を測定したのかは書かれていません。根拠のない思い込みであったとしても不思議はないと思います。

思い込みの他は体験談です。例えば「がんの治療中に健康法を実行したら再発もなく元気である」という事例は喜ばしいことではありますが、健康法のおかげかどうかはわかりません。健康法を実行していなくても、がんの治療後に再発もなく元気な人はたくさんいます。「血圧の高い人が健康法を実行したら血圧が下がった」というのも同様です。血圧は常に変動していますので、血圧が高くなった後はたいてい下がります。

ですから、〈健康法を実行した人〉と〈実行しなかった人〉を比べない限りは、何とも言えません。**思い込みや体験談ではなく何らかの研究が元になっているというなら、その証拠——つまりエビデンス（科学的根拠）を提示できるはずです。**

## 新しい流行はエビデンス

そのため、新しい健康書のトレンドはエビデンスです。本書も、『内科医が教える　健康で長生きできる究極のエビデンス』というタイトルにすれば、よりたくさん売れるでしょう。ただし、長寿に関するエビデンスの扱い方はとても難しいので、不誠実になってしまいます。

例えば、ふくらはぎを揉めばより長生きできるかどうかを検証したいとしましょう。最も確実なのはランダム化比較試験です。多くの人をランダムに〈ふくらはぎを揉む群（介入群）〉と〈ふくらはぎを揉まない群（対照群）〉に分けて、長期間観察して長生きした人を数えて比べます。ものすごく大変です。コホート研究ではランダムには分けませんが、やはり、ふくらはぎを揉む人と揉まない人をたくさん長期間にわたって追跡調査しなければなりません。

長生きするかどうかを確認するには時間がかかるので、代わりに血圧が下がったとか、血糖値が下がったなどの検査値で評価することもあります。

ただ、**注意しなければならないのは、私たちは健康に長生きしたいのであって、検査値をよくしたいわけではないこと**です。血糖値が下がっても、早死にしやすいなら意味がありません。

## 血糖値が下がって早死に

「血糖値が下がるのに早死にしやすいわけがない」と思うかもしれませんが、薬ではそういう例が実際にあるのです。糖尿病患者さんは心血管疾患になりやすく、単純に考えれば、血糖値を下げたほうが心血管疾患になりにくいと考えられます。

そこで、心血管疾患のリスクが高い2型糖尿病の患者さんを対象に、〈より正常に近い血糖コントロールを目指す群〉と〈まあまあのコントロールでよいとする群〉を比べたランダム化比較試験が行われました（※1）。3年半にわたって観察した時点で、より正常に近い血糖値を目指した群のほうが血糖値は下がりましたが、総死亡率が高かったのです。つまり、「患者さんによっては血糖値を厳格に下げようとしないほうが長生きできる」ということです。この研究は、患者さんの不利益を避けるため、早期中止になりました。

糖尿病治療についての細かな点は、患者さんの病態や使う薬の種類によって違います。糖尿病治療中の方は、必ず主治医の指示に従ってください。勝手に薬を減らしたり、やめたりしないようにしましょう。ポイントは「検査値が改善したからといって、健康や長寿に役立つとは限らない」ということです。医師が処方する薬には、検査値の改善だけでなく、患者さんの症状や命に直結する効果の証明が求められるようになってきています。

**健康法はそこまで厳密なエビデンスを求められていませんが、そのぶん健康法への期待も割引いて考えたほうがよさそう**です。例えエビデンスが提示されていても「この健康法は本当に健康や長寿をもたらすのか？　それとも検査値を改善させるだけで、そこまで証明されていないのでは？」と問うくせをつけておいても損はないと思います。

## 有害な健康法もある

単にエビデンスが不十分なだけならいいのですが、中には有害な健康法もあります。例えば、海外で古くからある健康法の「コーヒー浣腸《かんちょう》」は、コーヒーを使って大腸を洗うことで毒素を排出し、便秘が改善し、ダイエットやがん予防にもなると信じられていますが、その効果は証明されていません。一方で、コーヒー浣腸には、大腸炎、熱傷、電解質異常などの重大なリスクがあります。コーヒー浣腸に関連した死亡例の報告もあります（※2）。便秘の解消が目的ならば、もっと安全な飲み薬や浣腸などがあります。

その他、出産後に胎盤《たいばん》（プラセンタ）を食べる「胎盤食」というものもあります。母乳の出がよくなる、産後うつ予防やアンチエイジングに役立つなどと主張されていますが、根拠はありません。確かに哺乳類の多くは出産後に胎盤を食べますが、人間は食品から十分な栄養を摂ることができます。胎盤は胎児と母親との間でフィルターとして働いていますから、有毒な成分が蓄積しているかもしれず、感染リスクもあります。母親が加工された自分の胎盤を摂取したことで、赤ちゃんが細菌感染したと考えられる事例が報告されています（※３）。

また、硫酸マグネシウムやグレープフルーツジュースを大量摂取する「肝臓洗浄（レバーフラッシュ）」は腸閉塞、生理食塩水を大量摂取する「ソルトウォーターバッシング」は嘔吐や血圧上昇のリスクがあるので危険です。

まとめると、健康法は長寿・健康に効果があるという証拠に乏しく、中には危険なものもあります。健康法を実践するとしても、過大な期待はせず、害のなさそうなものを選びましょう。

※１ Action to Control Cardiovascular Risk in Diabetes Study Group, Effects of intensive glucose lowering in type 2 diabetes., N Engl J Med. 2008 Jun 12;358(24):2545-59.
※２ Eisele JW and Reay DT., Deaths related to coffee enemas., JAMA. 1980 Oct 3;244(14):1608-9.
※３ Farr A et al., Human placentophagy: a review., Am J Obstet Gynecol. 2018 Apr;218(4):401.e1-401.e11.

# 5 ✕ 効果に乏しいがん検診

## ＝ 検診には利益もあれば害もある

日本人の死因のトップは悪性新生物、いわゆる「がん」です。ですから、健康で長生きするには、症状のない早期のうちに発見するため、なるべく多くのがん検診を受けたほうがいいと考える人もいるでしょう。ところが、がん検診も様々で、確かにがん死を減らすことが証明されているがん検診はあるものの、中には利益が明確でないものもあります。

それでも、「検診を受けるだけなら何も害はない。少なくとも損はしないのだから、たくさん受けたほうがいい」と思うかもしれません。しかし、「検診には害がない」という考えは間違っています。薬やワクチンに害（副作用）があることはよく知られていますが、検診の害についてはあまり知られていません。医師でもよくわかっていない人もいます。

医師などの専門職向けに書かれた検診の教科書の序文には、「すべての検診には害がある」とあります（※1）。これまで、また現在も不十分なエビデンスに基づいた検診が行われ、結果として検診が害をもたらしていることに注意を促すためです。序文はこう続きます。「いくつかの検診は利益もあり、その中には妥当な費用で実施でき、害よりも利益が上まわるものもある」。**検診を受けるなら、害だけがある検診を避け、利益が害に勝るものを選ぶべき**です。

## 「偽陽性」と「過剰診断」

がん検診の害には、様々なものがあります。**最もわかりやすい害は、「偽陽性《ぎようせい》」でしょう。**がん検診の一次検査では、がんの疑いのある人を広く拾い上げ、精密検査で確定診断をします。この一次検査の結果、がんが疑われて精密検査を受けたけれど、最終的にはがんではなかった場合を偽陽性といいます。

がん検診は、一次検査で大量の偽陽性を生み出します。そして、精密検査では、がんの疑いのある組織を採取するなどすれば痛みを伴い、出血や感染といった合併症を起こすことがありますし、最終的にがんではなかったとしても「がんかもしれない」と言われて結果が出るまでの間、不安になります。中には、がんではないという精密検査の結果が出ても、そちらのほうが間違っていることを恐れ、ずっと不安なままの人もいます。

**「過剰診断」も、がん検診の害の一つです。過剰診断とは、「治療しなくても症状を起こしたり、死亡の原因になったりしない病気を診断すること」**です。無症状でがんと診断され、治療を受けた人の中には、治療をしなくても一生症状が出なかった人がいます。

過剰診断は珍しいものではなく、例えば検診で乳がんと診断された人の20～30％が過剰診断です（※2）。甲状腺がんは過剰診断が起こりやすく、韓国では甲状腺がん検診が盛んに行われたため、がんと診断される人が15倍になりましたが、その多くは過剰診断でした（※3）。甲状腺がんや前立腺がんの一部のように治療をせずに経過観察するがんもありますが、多くの場合、がんと診断されると治療もされます。**過剰診断は「過剰治療」につながります。**

## おすすめしないがん検診

では、具体的ながん検診を例に挙げていきましょう。

まず、ＰＳＡ（前立腺《ぜんりつせん》特異《とくい》抗原《こうげん》）以外の「腫瘍マーカーによるがん検診」はおすすめしません。

**採血だけで測定できる腫瘍マーカーは、その手軽さのためか、がん検診によく利用されますが、利益は明確ではありません。**一般的に腫瘍マーカーはがんが進行しないと上昇せず、早期発見に向いていないのです。保険適応となる腫瘍マーカーの使い方は、治療の効果判定、がんの手術後に再発していないかを調べるフォローアップ、画像で見つかった腫瘍の性質を知るための質的診断などを目的としたものです。無症状の人からがんを見つけ出す検診目的では、全額自費になります。数千円を払って、意味のない検査を受けるのは馬鹿馬鹿しいです。

例外的に、前立腺がんの腫瘍マーカーである「PSAによるがん検診」は、「前立腺がん死を減らすという研究結果」と「前立腺がん死を減らさないという研究結果」の両方があって議論があるところですが、日本では公的に推奨されていません。

米国予防医学専門委員会（USPSTF）の推計によると、55〜69歳の男性1000人がPSAによる前立腺がん検診を受けると、10年間で100〜120人が偽陽性となり、精密検査を受けます。場合によっては前立腺から組織を採取する生検が必要になり、一定の割合で出血や感染といった合併症が起きます。一方で、利益は0〜1人の前立腺がん死の予防です（※4）。「前立腺がんで死ぬのだけは嫌だ」という人以外には、あまりおすすめしません。

医療機関によっては、「卵巣がん検診」、「膵臓がん検診」、「子宮体がん検診」も行われていますが、それらのがんにかかるリスクが家族歴などからきわめて高いことがわかっているといった個別の事情がない限り、おすすめしません。

卵巣がん検診はランダム化比較試験が行われましたが、がん死を減らすことは示されませんでした（※5）。卵巣はお腹の奥のほうにあり、がんと確定診断するためには手術が必要になります。偽陽性の場合に害が大きいことも、卵巣がん検診がすすめられない理由の一つです。膵臓がん検診、子宮体がん検診も同様です。

国際的にがん検診が有効とされているがんは、「子宮頸がん」、「乳がん」、「大腸がん」ですが、これらはいずれも病変が体表面かそのすぐ近くにあり（消化管粘膜は、医学的には体表面）、確定診断のために組織を採取しやすいといえます（詳しくは183ページ）。

## リキッドバイオプシーは研究段階

腫瘍マーカーよりも早期にがんを発見できる手法として、「リキッドバイオプシー」と呼ばれるものもあります。リキッドとは「液体」、バイオプシーとは「生検」のこと。

血液や尿などの液体中のがん細胞の核酸を検出する「マイクロRNA検査」、がんにかかると血液中のアミノ酸濃度のバランスが変化することを利用した「アミノインデックス検査」、尿中に含まれる微量のがんのにおいに線虫が反応することを利用した「N《エヌ》-NOSE《ノーズ》検査」があり、よく新聞などで「血液1滴で様々ながんを診断できる夢の診断法」などと紹介されます。

しかしながら、これらの検査はすべて研究段階です。がんを発見することはできても、**まだ「リキッドバイオプシーを利用したがん検診」が「がん死」を減らしたことを証明したという臨床試験はありません。**将来に期待です。

検査によって利益が得られるというエビデンスはないのに、リキッドバイオプシーを用いたがん検診を提供している医療機関もあります。保険適応はありませんので自費です。腫瘍マーカー検査よりも高価で数万円ほどかかりますが、利益が証明されていないことや偽陽性の害に関する説明はされていません。がん検診には害がないという誤解を利用して、お金儲けをしているように見えます。公的機関が行っている進行中の研究に協力するならともかく、ビジネス目的の医療機関でこうした検査を受けることはおすすめしません。

さらに複数の臓器のがんを1回の検査で発見できると称するリキッドバイオプシーには、偽陽性のときに際限なく検査を行われかねないという欠点もあります。様々な臓器のがんを発見できる点が長所だとしても、これは欠点にもなり得るのです。

## 偽陽性という落とし穴

さて、ここで問題です。どの臓器だろうと、今後1年以内に発症するがんをすべて発見できる検査があるとしましょう。がんではない人を誤って陽性としてしまう確率は5％とします。60歳前後の日本人のがんの罹患率はだいたい10万人あたり1000人です。60歳前後の日本人が、この検査によるがん検診を受けた場合、陽性と判定された中での偽陽性の割合はどれくらいでしょうか。5％じゃありませんよ。

仮に10万人が検査を受けると、本当にがんである1000人に加えて、がんでない9万9000人のうちの5％で、4950人が検査で陽性となります。検査で陽性と判定される人は、1000＋4950＝5950人です。つまり、検査で陽性と出た人の中の偽陽性の人の割合は、4950÷5950＝約83％ということになります。

多くの方が思っていたよりも、偽陽性の割合はずっと高いのではないでしょうか。

どのような検査でも一定の割合で不正確な結果が出ます。がんの人よりもがんではない人が圧倒的に多いので、がん検診で多くの偽陽性が生じるのは仕方がないことです。

それでも公的に推奨されているがん検診では、精密検査は特定の臓器だけを対象に行えばすみます。肺がん検診だと胸部CT、大腸がん検診だと大腸内視鏡検査といった具合に、臓器ごとに精密検査を行えばいいのです。

一方、複数の臓器のがんを発見できる検査で陽性になった場合、全身を調べる必要がありま す。胸腹部CT、腹部エコー、上部消化管内視鏡、下部消化管内視鏡、女性ならマンモグラフィーに乳腺エコー検査、脳腫瘍を心配するなら頭部CTに頭部MRIも追加し、全身PET検査まで行う人も出てくるかもしれません。

**様々ながんを一度に発見するような検査は、「がんではない人を正確にがんではないと判定する能力」がきわめて高くないと実用的ではありません。**そして現在のところ、そこまで正確なリキッドバイオプシーは存在しません。偽陽性が多く、検査がたくさん必要になると、検査を行う医療機関にとっては金銭的な利益になるということも指摘しておきます。

「それでも早期発見できた1000人にとっては利益があるのではないか」という意見もあるでしょう。しかし、〈リキッドバイオプシーを受けた群〉と〈受けなかった群〉を比較して、がん死や進行がんが減ることを示さない限り、利益があるとはいえません。

症状が出てから治療しても間に合ったり、検診で見つけてもすでに手遅れだったりするがんについては、早期発見による利益はないからです。

## がん検診は選んで受けるべき

「卵巣や膵臓のがん検診がすすめられないなら、どうしたらいいでしょう」とよく聞かれます。端的に言えば、どうしようもありません。がんには予防できるものとできないものがあります。予防できるがんについては、予防しましょう。予防できないものは、しょうがありません。予防できるものは予防して、後はあまり心配しすぎずに「なるようになるさ」と思っていたほうが幸せではないでしょうか。

がん検診の実力が過大評価されると弊害が生じます。「どのようながんであっても、がん検診をまめに受けて早期発見すれば治るもの」という誤解は、「がんになったのは検診を受けていなかったからだ」といった安易な自己責任論につながります。

また、がんの患者さんに対しての「検診を受ければよかったのに」という言説は、ただでさえつらい患者さんをさらに苦しめます。

「がん検診も様々で、中には利益が明確でないものもあります」と最初に書きました。しかし、むしろがん検診の多くは利益が明確でなく、利益が明確ながん検診はほんの一部に過ぎないと考えたほうがよいくらいです。

ただし、**誤解してほしくないのですが、がん検診がすべてダメだと言っているわけではありません。利益が害を上まわるがん検診もあります。**やみくもに検診を受けるのではなく、利益と害について理解した上で、有効な検診を選んで受けましょう（183ページ参照）。

また、検診はあくまでも症状がない人が受けるものです。がんを疑うような症状がある場合は、早めに病院を受診してください。

※1 Angela E. Raffle and J. A. Muir Gray著, Screening: Evidence and Practice, Oxford University Press

※2 Bleyer A and Welch HG., Effect of three decades of screening mammography on breast-cancer incidence., N Engl J Med. 2012 Nov 22;367(21):1998-2005.

※3 Ahn HS et al., Korea's thyroid-cancer "epidemic"--screening and overdiagnosis., N Engl J Med. 2014 Nov 6;371(19):1765-7.

※4 Moyer VA et al., Screening for prostate cancer: U.S. Preventive Services Task Force recommendation statement., Ann Intern Med. 2012 Jul 17;157(2):120-34.

※5 Buys SS et al., Effect of screening on ovarian cancer mortality: the Prostate, Lung, Colorectal and Ovarian (PLCO) Cancer Screening Randomized Controlled Trial., JAMA. 2011 Jun 8;305(22):2295-303.

# 6 ×過剰な検査や治療

## 必ずしも受診しなくていい

「風邪っぽいのですが、こじらせるといけないので早めに受診しました。風邪薬をください」と言う患者さんがいらっしゃいます。点滴や抗菌薬（抗生物質）を希望する方もいます。

しかし、現代医学では、風邪をこじらせるのを防いだり、早く治したりする薬はありません。風邪薬には、薬が効いている間だけ風邪の諸症状を緩和する効果しかありません。

口から水分が摂れるなら、点滴は不要です。風邪の原因の大半は抗菌薬が効かないウイルスによるものですし、細菌による風邪でも寝ていれば自然に治りますから、抗菌薬も不要です。

**無駄な抗菌薬の投与は、医療費が無駄になるだけでなく、副作用を起こしたり、薬の効かない耐性菌を増やしたりといった問題を生じさせます。**これまで抗菌薬を安易に処方してきた医師も反省しなければなりません。本当に抗菌薬が必要な溶連菌《ようれんきん》感染症や肺炎といった病気は、きちんと診察すれば、かなりの確度で風邪と区別できます。

ですから、咳や鼻水、熱などの症状がひどくてつらいとき、風邪なのか他の病気なのかがわからないとき以外は病院やクリニックを受診しなくても大丈夫です。

また、「インフルエンザかもしれないので検査してください」というケースもあります。会社勤めの方だと「上司に病院で検査を受けてこいと言われてきました」というパターンもよくあるでしょう。確かに「インフルエンザ迅速検査」といって、鼻や喉をぬぐった液にウイルス抗原が存在するかどうかを調べる検査があって15分間程度で結果が出ます。それから、タミフルやリレンザといった抗インフルエンザ薬もあります。ただし、検査や薬があるからといって、必ずしも使う必要はありません。検査や薬に頼らないという選択肢もあります。

インフルエンザ迅速検査は、ときどき間違います。本当はインフルエンザであっても、間違ってインフルエンザではないという結果が出ることが10〜40％程度あります。症状がつらければ別ですが、症状が軽いのに検査目的で病院を受診することはおすすめしません。なお、「検査を受けてこい」などと部下に命令する上司は大変迷惑です。患者さんに対しては検査が不要なことを丁寧にご説明することもできますが、上司はどうしようもありません。

## 抗インフルエンザ薬は必要性に乏しい

健康な成人であれば、ほとんどの場合、インフルエンザになっても寝ていれば自然に治ります。稀に肺炎等の合併症が起きますが、抗インフルエンザ薬を使っても、必ずしも予防できません。複数のランダム化比較試験を統合した解析では、**成人のインフルエンザに対してタミフルを投与しても、入院を減らす効果は認められませんでした。症状緩和までの時間は約17時間短くなりますが、嘔吐や嘔気といった副作用が約４％の人に起きます**（※1）。

インフルエンザっぽい症状が出たら、私は家で寝て治します。高熱が出てつらければ、薬局で処方箋なしに買える安全性の高い解熱薬「アセトアミノフェン」くらいは買って飲むかもしれません。他人を感染させたり、あるいは他人から感染させられたりするリスクを冒しながら病院に行って、検査を受けてまで抗インフルエンザ薬を処方してもらうことは必要性に乏しいと考えます。必要性に乏しいというか、割に合わない、得よりも損をする可能性のほうが高いという感じです。病気でつらいのに病院まで行って、さらに待合室で待たされて、検査のために鼻に綿棒を突っ込まれる不愉快さに見合うだけの利益が得られるでしょうか。

インフルエンザで受診が必要なのは、すでに重症化した人です。重症化しやすい人とは、慢性の肺疾患・肝疾患・心疾患・腎疾患・糖尿病などの持病のある人、高齢者、妊婦、乳幼児などです。重症化は、呼吸困難・胸腹部痛・突然のめまいや意識障害・重度の嘔吐などで判断します。自分で重症かどうかがわからなければ受診してください。

公欠の証明のためにインフルエンザの診断書が必要なときも、やむを得ませんので受診してください。インフルエンザであろうと風邪であろうと、体調不良のときは診断書なしに自由に休める社会のほうがいいと思いますが、現実社会はそうではないので仕方がありません。

「ちょっと喉がイガイガします。咳や熱はありません。インフルエンザが心配で受診しました」といった明らかに軽症である場合、受診はしないほうがいいです。むしろ受診の際にヤブヘビでインフルエンザに感染することを心配すべきです。

## すぐ病院へ行く習慣が弊害に

こうして「調子が悪ければ、すぐに病院に行って検査を受けて薬をもらう」ことが当たり前の習慣になっていると、年をとってからも思わぬ弊害が生じるかもしれません。

検査を受けないと不安でたまらない高齢の患者さんがいらっしゃいました。胃を中心とした胸から上腹部の不調を常に訴え、年に数回は胃の検査を受けていました。検査の結果は、慢性胃炎くらいで悪性疾患の所見はなく、できることは胃薬の投与くらいです。

年をとれば、あちこちに不調が生じるのは当然で、薬を飲んだくらいでは治りません。症状が変化していないなら、検査は年1回でも十分ですが、症状が続くことからしきりに検査を希望されるのです。時間をかけて説明しても、検査をしなければ他の病院で検査を受けられます。安心を提供するのも医療の役割ですから、検査も無駄ではないと思いたいですが、めまいがするといっては頭部CT、腰が痛いといっては腰部MRIを希望され、きりがありません。

薬もそうです。高齢者には持病も多く、必要な薬もあります。しかし、様々な徴候や症状に対して、効果が乏しい薬が漫然と処方されていることも多いのです。

脂質異常症（高脂血症）や高血圧や高尿酸血症の薬に加え、腰痛に痛み止め、胃のムカムカに胃薬、あまり効かないので別の種類の胃薬も追加、不眠に対して睡眠薬、フラフラするのでめまい止め、足がむくむので利尿剤、こむら返りに漢方薬、手のしびれにビタミン剤、体のかゆみに抗ヒスタミン薬、下剤に整腸薬……。

**「多剤処方（ポリファーマシー）」といって薬をたくさん飲んでいる高齢者は、そうでない高齢**

**者と比べて死亡や入院や転倒が多いという研究があります**（※2）。持病が多いと死亡や入院や転倒が起こりやすいだけ、という可能性もありますが、持病などの要因の影響を補正しても、多剤処方されている人に悪いことが起きやすい傾向はあるようです。薬には副作用がありますし、多くの薬を飲んでいると相互作用が起きます。できれば薬は少ないほうがいいのです。

多剤処方は主に医師が悪いのですが、薬を希望する患者さんにも原因の一端があります。必要性に乏しい薬の中止を提案しても、薬が減ると心配だからと拒否する患者さんもいます。検査を受けて薬を飲むことが当たり前となった高齢の方を今さら説得するのは困難です。

**「検査を受けたら安心」、「薬をもらったら安心」なうちはいいですが、「検査を受けないと不安」、「薬をもらわないと不安」になると、これはもう弊害です。**まだ病気になっていない若い人たちに、検査や薬に頼りすぎることの弊害を伝えたいのですが、そういう人たちは病院にあまり来ません。ですから、こうして本を書いて注意喚起をしています。

## 賢く選択キャンペーン

アメリカ合衆国をはじめとした各国で、**「Choosing Wisely（賢く選択）」とい**

**うキャンペーン**が行われています（※3）。**臨床的根拠に基づいて必要な医療を賢く選択しようというもの**です。多くの学会が推奨リストを作成していますが、以下のようなものです。

・重症化の徴候がなければ、症状が出て6週間以内の急性の腰痛にエックス線やＭＲＩといった画像検査をしない。
・質の高い大腸内視鏡で異常がなければ、10年間はどのような方法の大腸がん検診も行わない。
・神経学的な異常や骨折の懸念がない脳震盪《のうしんとう》にＣＴやＭＲＩをしない。
・収縮期血圧１５０㎜Hg未満、または拡張期血圧90㎜Hg未満の活力の低下した60歳以上の高齢者に対して降圧薬治療を開始しない。
・７日間かそれ以上持続したり、症状がいったん改善した後に悪化したりしなければ、軽度から中等度の急性副鼻腔炎にルーチンで抗菌薬を投与しない。

このリストはわかりやすくするために単純化されており、文化的な背景や医療制度や個別の事情などで例外もあります。検査や治療が適正なのか、医師でも判断するのが難しい場合もありますし、今後の研究によっては訂正されるものもあるでしょう。「リストに書いてあるから絶対にダメ」というものではなく、医療者と患者さんの対話に役立てるためのツールです。個別のリストの内容だけではなく、こうした過剰な検査・治療に多くの医師が危惧を感じ、どうにかして患者さんに伝えたいと考えていることを知っておいてください。

なお、じつは「Choosing Wisely」の日本語版サイトもあります（※4）。海外版に比べるとまだまだ情報不足のようですが、こうして日本語でも適切な医療情報が発信されるようになったことをうれしく思います。

## 患者さんと医師で協力を

患者さんが検査や治療を希望すると、それに医師が引きずられることがあります。

例えば、軽症の副鼻腔炎には抗菌薬は不要ですが、患者さんが「念のために抗菌薬をください」と希望したとしましょう。軽症とはいえ、副鼻腔炎は一定の確率で長引いたり悪化したりします。抗菌薬を飲んでいても悪化は防げず、だからこそ抗菌薬を投与しないことが推奨されているのですが、もしも悪化したら患者さんはどう思うでしょうか。「あのとき、抗菌薬を使っていれば悪化しなかったのではないか。悪化したのは抗菌薬を処方しなかった医師のせいだ」と考えてしまうかもしれません。だとしたら、医師は抗菌薬を処方したほうが、後でいわれのないクレームを受けなくてすみます。かくして過剰な治療が行われるというわけです。

臨床の現場では、個別に患者さんに十分にご説明し、ご理解をいただくようにしています。ただ、診察室内だけではなく、インターネットや書籍を通じて、病気になる前に情報提供を行うことも大事だと考えます。少なくとも「検査は受ければ受けるほど安心」、「早めに薬を飲んでおいたほうがいい」などという考え方は必ずしも正しいわけではなく、ときに害を招くことを、ぜひとも覚えておいてください。

私たち医師も努力しています。過剰な治療や無駄な検査や投薬が少しでも減るように、医師と患者さんとで協力しましょう。

※1 Jefferson T et al., Oseltamivir for influenza in adults and children: systematic review of clinical study reports and summary of regulatory comments., BMJ. 2014 Apr 9;348:g2545.
※2 Fried TR et al., Health outcomes associated with polypharmacy in community-dwelling older adults: a systematic review., J Am Geriatr Soc. 2014 Dec;62(12):2261-72.
※3 Choosing Wisely　http://www.choosingwisely.org/
※4 Choosing Wisely Japan　https://choosingwisely.jp/

# 7 ✕ 根拠なしの医療情報

## 医療情報の質を調べた研究

インターネットが普及し、情報収集が飛躍的に容易になりました。私は特に料理のレシピや禁煙の飲食店を探すことに活用しています。ただ、健康や病気に関しては、インターネットに頼りすぎるのは考えものです。いい加減なレシピに騙されても、食事を我慢すればいいだけでしょう。でも、いい加減な医療情報に騙されてしまうと、場合によっては命にかかわります。

インターネットの医療情報は玉石混交で、石のほうが多いです。2018年に発表されたインターネットの医療情報の質を調べた研究をご紹介しましょう（※1）。2016年6月15日、GoogleとYahooを使って日本語の「がん治療〝cancer treatment〟」「がん、治癒〝cancer, cure〟」で検索し、上位20位のサイトを特定。同様に肺がん、乳がん、胃がん、大腸がん、肝がんの5つの主要ながんについても検索しました。重複を除いた247個のサイトの信頼性をがん専門医3人が評価したところ、**信頼できるサイトは25個**（**10・1%**）**、危険または有害なサイトは95個**（**38・1%**）**、どちらでもないサイトが127個**（**51・4%**）でした。

## 信頼できる情報は少ない

インターネット上のがんに関する医療情報のうち、信頼できるのはわずか10%ほどで、30%以上が有害であるというのは、多くの医師の実感と合致しているでしょう。その理由の一つは、**高額な自由診療に誘導するサイト**が多いからだと私は考えます。

日本は国民皆保険制度のおかげで医療へのアクセスがよく、低い自己負担割合（0〜3割）で保険診療を受けることができますが、一部の医師は根拠の乏しい自由診療を行っています。自由診療は保険が適用されませんから、100%自己負担で高額です。保険適用のがん治療を行っている医療機関（普通の病院）では過度な宣伝をする必要はありませんが、自費診療クリニックでは患者さんを集めるために見栄えのいいウェブサイトをつくります。

また、前述の研究が行われた日付を考慮すれば、キュレーションサイトの影響もあったと思われます。大手IT企業による医療・健康情報のキュレーションサイト『WELQ（ウェルク）』が、内容に誤りがあるとの批判を受けて非公開になったのが2016年11月です。中には、「（肩こりは）幽霊が原因のことも？」という記事もありました。

こういったサイトは広告収入が目的ですから、内容の正確性なんか二の次です。医学知識のないライターがコストをかけずに大量の記事を制作できるようなマニュアルもあったそうです（※2）。そうして大量につくられた不正確なページが、検索上位に表示されていました。幸いにもIT関係者の尽力によって検索上位には表示されなくなりましたが、以前よりマシになったとはいえ、現状はまだまだ問題が山積みです。

## かえって不安を増やす「検索」

インターネットで自分の症状を過度に調べることは、かえって不安を増やす可能性があります。ある研究では、インターネットで募集したボランティア731人に、質問票によって健康不安の程度を評価してほしいとお願いしたところ、720人から回答が得られました。回答者の年齢の中央値は約33歳、約65％が女性、白人が80％弱、USA在住が80％強でした（※3）。

結果を解析すると、**病気に対する不安が強い人ほど、インターネットでの検索中および検索後に不安が強くなる傾向**がありました。

この研究が行われた背景には、近年になって提唱された「サイバー心気症」と呼ばれる疾患概念があります。心気症とは、自分が重い病気にかかっているのではないかと不安に陥る状態のことです。サイバー心気症は、まだ確立された疾患とはいえませんが、健康関連の情報をインターネットで繰り返し検索し、苦痛や不安を感じることを指します。

インターネットには有用な医療情報もたくさんありますが、病気の頻度や症状の重さを考慮してはくれません。例えば「胸痛 原因」で検索すると、怖い病名がたくさんヒットします。狭心症《きょうしんしょう》、心筋梗塞《しんきんこうそく》、大動脈解離、肺塞栓《はいそくせん》、胸膜炎、気胸、肺がんなど。人によっては不安に陥ってしまうのも無理はありません。

医師が胸痛を診るときには、重病の可能性は常に考慮しますが、同時に患者さんの年齢や性別、既往歴、生活歴、症状の程度や持続時間や変化、他の症状などから病気の可能性を絞っていきます。高血圧と脂質異常症のある高齢男性の、それまでに経験したことのない突然の強い胸痛であれば、心筋梗塞の可能性が高いといった具合です。

たいていの胸痛は命の危険はなく、経過観察や対症療法ですみます。もちろん重病の見落としがないように必要に応じて検査を行い、患者さんが不安にならないようにご説明します。インターネットで検索して不安を募らせるくらいなら、病院を受診してください。

## 特に週刊誌には要注意

紙メディアの情報も信頼できるとは限りません。もちろんよい情報もたくさんありますが、そうでないものが目立ちます。おかしな情報は種類を問わず様々な雑誌や書籍にありますが、特に週刊誌がひどいです。キュレーションサイトと同様、内容の正確性よりも、売り上げや締め切りまでに記事を書きあげることが優先されてしまうという構造的な問題があるのでしょう。読者の興味をひくために、「この画期的な治療法でがんが治る」といったもの、逆に「この薬を飲み続けると危ない」といった刺激的な内容になりがちです。

もちろん、記事には医師のコメントや監修が入っています。残念なことですが、医師の中にも不勉強であったり、意図的に嘘をついたりする人もいるのです。そして、メディアにはそういう医師のほうが登場しやすいというバイアスがあります。

あなたが雑誌の編集者で、新しいがん治療についての記事を載せたいとしましょう。医師に取材するとして「専門外なのでわからない」、「現時点では情報が限られているので、効くとも効かないとも断言できない」、「がんの種類や病期によるので一概には言えない」という誠実ではあるが面白みのないコメントをする医師と、「画期的な治療法だ。がん治療に革命が起きるでしょう」などと不正確だけど景気のよいコメントをしてくれる医師、どちらを選びますか？

そんなわけで、週刊誌にはメディアに都合のよいコメントをしてくれる「常連」の医師がよく登場します。これはテレビでも同じでしょう。ですから、**インターネットや週刊誌、テレビなどの医療・健康情報を鵜呑みにしたり、ましてや勝手に薬をやめたりすることはおすすめしません。**

## 最も信頼できるのは主治医

それでは、信頼できる医療情報を入手するにはどうすればいいのでしょう？

**一番のおすすめは、あなたの主治医に聞くことです。**もちろん、主治医もピンキリでヤブ医者もいるかもしれませんが、メディアのいわゆる「常連」医師に比べたら、ずっと頼りになる確率が高いでしょう。

そして**何より、あなた個人の病状をよく知っています。**病気は千差万別です。例えば、同じ肺がんでも病期や組織型によって適切な治療法は異なります。週刊誌で「画期的な新薬」の記事を読んだ患者さんはその薬を使ってもらいたくなりますが、実際には別の既存の治療法のほうがずっと効果的だったりします。

はっきり言いますが、ちょっとやそっと勉強しただけでは専門家にはかないません。私は内科医ですが、自分がもし肺がんになったら、手術が必要かどうかは呼吸器外科専門医の判断を仰ぎ、抗がん剤治療はがん薬物療法専門医がすすめる治療を受けます。「肺がん治療ガイドライン」や重要な論文に目を通すくらいのことはするでしょうが、そんな付け焼刃で治療法を決めるほどの自信はありません。

**もしも何らかの理由で主治医が信頼できないのであれば、セカンドオピニオンを求めましょう。**そのときには主治医に理由を話して、必ず診療情報提供書を書いてもらってください。少し言いづらいかもしれませんが、遠慮することはありません。たまに、手紙も何も持たずに医師を替える患者さんがいらっしゃいますが、それまでにどのような検査をして、どのような病気を疑い、どのような治療をしたのか、詳しいことがよくわからず、十分な診療ができないことがあるからです。

## ふだんの情報収集のコツ

今現在は健康で主治医はいないけれども、少しでも正しい医療情報を得たいという場合なら公的機関のサイトを参照することをおすすめします。

健康や医療についてなら、まず**厚生労働省のサイト**が役に立ちます。次に**WHO（世界保健機関）やCDC（アメリカ疾病管理予防センター）のサイト**を参考にするのもいいでしょう（※4、5）。英語による記載ですが、もしも読めない場合でも今は機械翻訳があります。

がんの情報であれば、**国立がん研究センターによる『がん情報サービス』**がおすすめです（※6）。がんの診断や治療だけなく、予防や検診の情報も豊富です。

公的機関のサイトだからといって、鵜呑みにしろと言っているわけではありません。どの情報も懐疑的に検討することが理想です。ただ、公的機関の情報は複数の専門家によってチェックされており、もし間違いが発見されたら指摘されて訂正されます。他のサイトや雑誌と比べてより信頼性が高いといえます。少なくとも自費診療を提供するクリニック、キュレーションサイト、週刊誌よりはずっと当てになります。

また、最近は医師や薬剤師、管理栄養士といった医療専門職がSNSで情報を発信するようになりました。もちろん、医療職を名乗ってデタラメなことを言っている人もいますが、多くのアカウントをフォローして他の医療職からの評価を見れば、だいたいのところはわかります。**可能であれば、医療職を名乗るアカウントが発したからといってSNS上の情報は信用せずに、必要に応じて根拠となる文献にさかのぼって確認してください。**そうした確認を繰り返すと、誰がどのくらい信用できるかを見究めることができます。

私は信頼できる医療職のアカウントのリストをつくって定期的にチェックしています。所属学会や同僚からは得られない情報を知ることができて助かっています。

※1 Ogasawara R et al., Reliability of Cancer Treatment Information on the Internet: Observational Study., JMIR Cancer. 2018 Dec 17;4(2):e10031.
※2 朽木誠一郎著『健康を食い物にするメディアたち ネット時代の医療情報との付き合い方』BuzzFeed Japan Book
※3 Doherty-Torstrick ER et al., Cyberchondria: Parsing Health Anxiety From Online Behavicr., Psychosomatics. 2016 Jul-Aug;57(4):390-400.
※4 アメリカ疾病管理予防センター（CDC:Centers for Disease Control and Prevention） https://www.cdc.gov/
※5 世界保健機関（WHO:World Health Organization） https://www.who.int/
※6 国立がん研究センター がん情報サービス https://ganjoho.jp/public/index.html

Column

# 1／医療の究極の目的は

「健康のためなら死ねる」という冗談は、健康になるために過酷な食事制限や運動などをすることを皮肉った言葉ですが、死ぬかもしれないような危険な健康法を行うことは、真にこれにあたるでしょう。手段と目的を取り違えてはいけません。いくら健康でも、死んでしまっては意味がないのです。「よりよい状態で長く生きる」という目的のための手段が「健康」でしょう。

じつは医療においてさえ、うっかりすると手段と目的を取り違える危険性があります。固形がんに対する抗がん剤治療の効果判定は、がんの大きさや腫瘍マーカーの数値で行うのですが、検査結果ばかりに目を奪われすぎると、患者さんの生活の質が下がっていることを見落としてしまいます。

医療を行う目的をつきつめると2つだけです。それは「生存期間の延長」と「生活の質の改善」です。抗がん剤の場合は、がんの縮小や腫瘍マーカーの数値の改善は目的ではなく、延命や生活の質の改善のための手段です。以前は、がんの縮小だけでも抗がん剤の承認が取れていましたが、現在では延命効果がなければ原則として承認されません。がんが小さくなっても、患者さんが亡くなったり、生活の質が下がったりしたら元も子もないからです。

なお、抗がん剤の副作用が著しく生活の質を落とすというのは、一昔前のイメージです。現在では副作用を抑える薬もあり、ずいぶんラクになりました。副作用で体力が落ちると、治療はうまくいきません。抗がん剤治療の専門家は、そのあたりのさじ加減をきちんと行います。

高血圧を治療する目的も、つきつめれば心疾患で亡くなったり、苦しんだりしないことが目的です。つまり、生存期間の延長および生活の質の改善です。血圧を下げることは、その手段に過ぎません。血圧ばかりを気にして生活の質が下がるのでは本末転倒です。私は、高齢の患者さんに対する塩分制限は緩やかにしています。美味しく食べられることのほうが大事だからです。

高齢の患者さんの飲酒や喫煙についても、私は無理に禁止することはあまりありません。今さら禁酒・禁煙をしても生存期間の延長は、さほど期待できないのに対し、生活の質が下がるのは明らかだからです。

医療はもちろん、健康法も究極の目的である「生存期間の延長」と「生活の質の改善」を忘れず、バランスよく考えることが必要です。

# 第2章

◎

# ぜひやっておきたい健康法

# 1 ◎ 最優先すべきは禁煙

## タバコの害は最も大きい

今、この本を読んでいるみなさんの多くは「長生きしたい」、「健康でいたい」と思っていらっしゃるでしょう。それなのに、よもやタバコを吸ってはいませんよね？　もしも喫煙しているとしたら、まっさきに禁煙することを強くおすすめします。最優先です。

喫煙に害があることは確実で、その害は大きいです。喫煙者は減りつつありますが、いまだに日本人の2割弱がタバコを吸っています。社会的な影響力の強さとページ数とを比例させるなら、本書の半分以上を喫煙対策にあててもいいくらいです。

「タバコはやめられないけれど、せめて他のことで埋め合わせたい」と考えている方には悲しいお知らせですが、**この本の他の部分でおすすめしている方法をすべて完璧に実行したとして**

**も、タバコの害を打ち消すことはできません。**それほどタバコの害は大きいのです。

一例として肺がんについて考えてみます。タバコが肺がんにかかる確率を上げることはご存じですね。タバコを吸わなかった場合と比較して、能動喫煙は肺がんを約4～5倍も増やします。そのぶん、肺がん検診を受ければ大丈夫でしょうか？ 低線量CTによる肺がん検診は、肺がん死を減らしますが、その効果は2割ほどです。タバコを吸わないと10人が肺がんで死ぬとしたら、タバコを吸うと肺がん検診なしで40～50人が肺がんで死に、肺がん検診を受けるとその2割が肺がん死をまぬがれて肺がん死は32～40人になる、といったところです。検診を受けないよりは受けたほうがマシですが、タバコの害を打ち消すことはできません。

また、検診では肺がんで死ぬことは減らせても、肺がんにかかること自体は防げません。早く見つけて早く治療することで肺がん死は防げるとしても、がんの治療は体の負担になります。初めから肺がんにかからないほうがいいに決まっています。

## あらゆる病気を招く喫煙

さらに悪いことに、喫煙の害は肺がんばかりではありません。舌がんや喉頭がんといったタバコの煙と接触する器官だけでなく、食道がん、胃がん、膵臓がん、乳がん、膀胱がん、子宮頸がんといった別の部分のがんも増やします（※1）。有害物質が肺に到達し、血液中に吸収されて全身をまわってDNAを損傷し、がんになりやすくしたり、がんと戦う免疫の働きを弱くしたりすると考えられます。

もっと悪いことに、喫煙の害はがんだけではありません。心筋梗塞や脳血管障害といった血管系の病気や慢性閉塞性肺疾患（COPD）という肺の病気なども引き起こします。タバコを吸う人は「長生きできなくても、タバコを吸って太く短く楽しく過ごせればいい。肺がんになってもいい。覚

■タバコを吸っている本人がなりやすいがんの種類（科学的に明らかなもの）

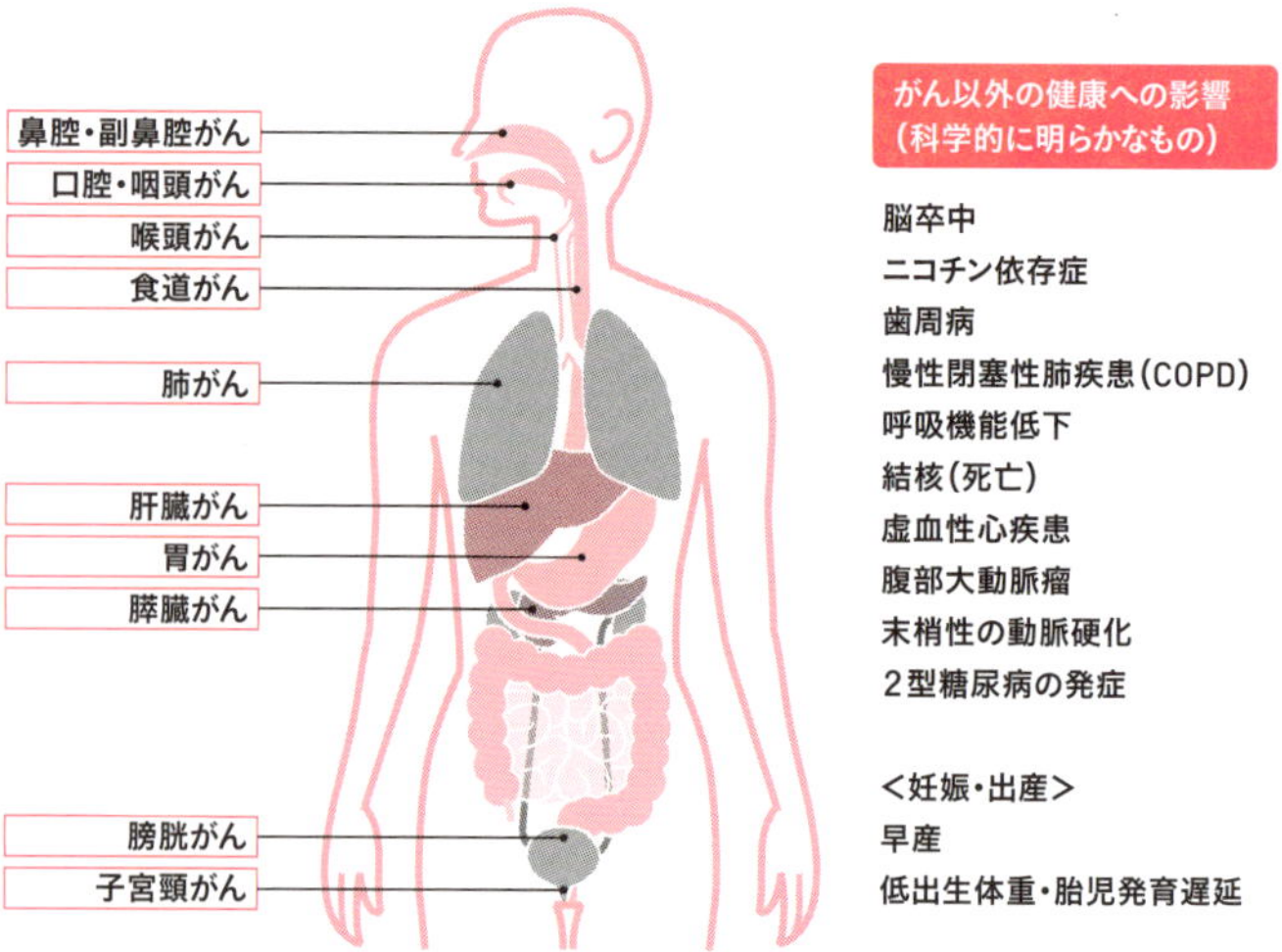


厚生労働省「喫煙と健康　喫煙の健康影響に関する検討会報告書」（2016年）より作成

悟はできている」というようなことをよくおっしゃいますが、慢性閉塞性肺疾患にかかったら太く短く楽しくとはいきません。

慢性閉塞性肺疾患は、肺胞という気管支の先にある酸素を取り入れて二酸化炭素を出す役割の組織が壊れて起こる病気です。咳や痰が出て息切れや呼吸困難感を生じ、ゆっくりと進行し、重症になれば常時酸素投与が必要になります。そのつらさは「常に陸で溺れているようだ」と表現されることもあるくらいです。タバコを吸うなら、つらさを抱えてなかなか死ねないかもしれないという覚悟も必要です。

健康や長寿を望むのであれば、タバコを吸うのはやめましょう。タバコは「少量なら大丈夫」ということはありません。お酒であれば「ごく少量なら体によい」という説もありますが、タバコは少量でも害があります。

米国国立がん研究所が約30万人の高齢者を平均6・6年間フォローしたコホート研究では、1日に1~10本、あるいは1本以下であっても継続的に長期間喫煙してきた人は、非喫煙者と比較して、総死亡率、肺がん死亡率、心血管死亡率が高いことが示されました(※2)。タバコには「この本数以下ならリスクは上がらない」という最小量はありません。減煙ではなく禁煙をおすすめします。

## 今からでも禁煙すれば効果あり

最初から吸わないに越したことはありませんが、喫煙者が禁煙しても効果はあります。日本において20～85歳の約8万人を対象に最大6年間フォローアップした大規模なコホート研究で、**喫煙者は非喫煙者と比較して約1・5倍、元喫煙者も約1・3倍も総死亡率が高かったのですが、禁煙してから5年以上経っていた元喫煙者のみを対象にすると、総死亡率に統計学的に有意な差は認められませんでした**（※3）。

つまり、この研究では、禁煙して5年間が経つとタバコの悪影響が見られなくなりました。5年以上にわたって長く悪影響が観察される他の研究もありますが、今からでも禁煙したほうがタバコを吸い続けるよりも長生きできる確率が高いことは確かです。また、禁煙するなら、なるべく若いうちがよいことも複数の研究で示されています。

とはいえ、禁煙は難しいもの。体に悪いとわかっていながらも、なかなかやめられないでしょう。根性がないからでも意志が弱いからでもなく、「ニコチン依存症」という病気だからです。タバコの煙に含まれるニコチンは、脳のニコチン受容体に結合してドーパミンという物質を放出させ、快感や満足感をもたらします。これが繰り返されるうちに、ニコチンがないとイライラするといった不快な症状（離脱症状）を来すようになるのです。

このニコチン依存症は、保険診療で治療できます。ニコチン依存症に対して使用される禁煙補助剤には、ニコチンそのものを補充するタイプ（ガムや貼り薬）と、ニコチン受容体に部分的に結合するタイプ（錠剤）があります。それぞれに長所・短所がありますが、いずれもニコチンの離脱症状を和らげ、禁煙成功率を高めます。

ニコチンガムは薬局でも買えますが、あくまでも「補助剤」です。禁煙外来では、こうした禁煙補助剤に加えて適切なアドバイスももらえますから、近くの禁煙外来がある医療機関で相談してください。若干の費用はかかりますが、禁煙できれば、それ以降のタバコ代が一生涯にわたって節約できるのでお得です。

また、受動喫煙の害についても触れておきましょう。タバコの煙を直接吸い込む「能動喫煙」だけでなく、他人のタバコの煙を吸い込む「受動喫煙」でも肺がんや脳血管障害や虚血性心疾患のリスクが上がります。受動喫煙曝露割合と受動喫煙による各疾患リスクから計算すると、日本では受動喫煙が原因で年間に約1万5000人が死亡しているという試算もあります（※4）。受動喫煙も避けてください。

## 害の過小評価は悪質な嘘

念のために申し添えますが、他人に迷惑をかけないのであれば、リスクを承知の上でタバコを吸う自由はあるべきだと私は思います。健康や長寿を望むのは、価値観の一つに過ぎません。「健康を損なってもいい」、「早死にしてもいいからタバコを吸いたい」という価値観も尊重します。

患者さんにはなるべく健康で長生きしてもらいたいので、私はタバコを吸っている患者さんには禁煙をすすめます。ですが、害を承知で吸っていて、タバコをやめる気がない患者さんに禁煙を強要することはありません。「もしも禁煙する気になったら、禁煙外来という方法もありますからね」という情報提供はします。

気になるのは、タバコを吸っている人の一部に喫煙のリスクを過小評価している人が見受けられることです。「禁煙ファシズムと戦う」などと喫煙の自由を求める人もいますが、こうした運動において「タバコにはそれほど害はない」という間違った主張が行われることがあります。能動喫煙や受動喫煙の害は、実証された医学的事実です。喫煙するなら、その害から目をそらさずに正面から向き合うべきでしょう。

「タバコにはそれほど害はない」という嘘を信じたがっている人が一定数いるため、週刊誌の売り上げやウェブサイトのアクセス数を稼ぐことを目的として、そうした嘘が提供されます。信じると命を失うこともあるという点で、インチキ治療と同じくらい悪質な嘘です。そうした嘘に騙されて、いざ肺がんや慢性閉塞性肺疾患にかかったときに「こんなはずじゃなかった」と後悔することのないようにしましょう。

※1「たばことがん もっと詳しく知りたい方へ」国立がん研究センター がん情報サービス 一般の方むけサイト
https://ganjoho.jp/public/pre_scr/cause_prevention/smoking/tobacco02.html

※2 Inoue-Choi M et al., Association of Long-term, Low-Intensity Smoking With All-Cause and Cause-Specific Mortality in the National Institutes of Health-AARP Diet and Health Study., JAMA Intern Med. 2017 Jan 1;177(1):87-95.

※3 Akter S et al., Smoking, Smoking Cessation, and Risk of Mortality in a Japanese Working Population - Japan Epidemiology Collaboration on Occupational Health Study., Circ J. 2018 Nov 24;82(12):3005-3012.

※4「たばこ対策の健康影響および経済影響の包括的評価に関する研究」厚生労働省
http://mhlw-grants.niph.go.jp/niph/search/NIDD00.do?resrchNum=201508017A

# 2 ◎ 重要なワクチンの接種

## 忘れられがちなワクチンの恩恵

感染症は、ずっと私たち人類の死亡原因トップでした。死亡原因の上位が、がんや心疾患、脳血管障害になったのは最近の、それも先進国に限った話です。

感染症の脅威が減った理由は、公衆衛生や栄養状態の向上、抗菌薬をはじめとした治療法の進歩、そしてワクチンです。脅威が減ったとはいえ、現在でも感染症は公衆衛生上の重要な問題の一つです。ワクチンで予防できる病気は、ワクチンで予防しましょう。

ところが皮肉なことに、ワクチンの効果があまりに高いために、ワクチンで予防できる病気にかかった例を見聞きする機会が減り、ワクチンの恩恵は忘れられかけています。

ワクチンは一定の確率で副作用が起きることはありますが、害より利益のほうが圧倒的に大きいものです。**利益としては、①有効率が高くて病気そのものを予防できる、②一生涯に1回または数回の接種ですむ（インフルエンザワクチンを除く）、③子どもや妊婦さんを含む集団全体の感染予防にも役立つことが挙げられます。その一方、害である副作用の確率はとても低いのです。**

## 残念な麻疹と風疹の流行

現在の日本において、ワクチンで予防できるのに流行してしまっている感染症といえば、まっさきに麻疹《ましん》と風疹《ふうしん》が挙げられるでしょう。とても残念なことですが、この原稿を書いている時点（2019年2月）では、たびたび麻疹の集団発生や先天性風疹症候群の赤ちゃんについてのニュースが流れています。

麻疹も風疹もそれぞれに単独のワクチンがありますが、MRワクチン（麻疹・風疹混合ワクチン）を利用することもできます。現在の定期接種の制度では、MRワクチンを男女ともに2回接種しますが、以前は1回接種だったり、女子のみの接種だったりしました。そのため、特に30代後半から50代前半の男性は抗体が不十分であることが多く、2018年に風疹が流行したときの感染者の中心はその年代でした（※1）。**1990年4月2日より前に生まれた男女、特に1979年4月2日より前に生まれた男性は、抗体が不十分である可能性が高い**のです。

麻疹や風疹にかかったことがあれば抗体がついているはずですが、「かかったことがある」と確実に判断できることは稀です。風疹と診断されたのに麻疹だったり、その逆だったり、あるいは風疹でも麻疹でもない発疹を伴う別の病気だったのを誤診されている場合もあります。記憶はあてになりません。

また、昔かかっていても、時間の経過とともに抗体が弱くなることもあります。抗体のある人がワクチンを接種しても副作用が強くなったりはしませんから、確信が持てなければワクチンを接種

■風疹含有ワクチンの定期予防接種制度と生年月日の関係

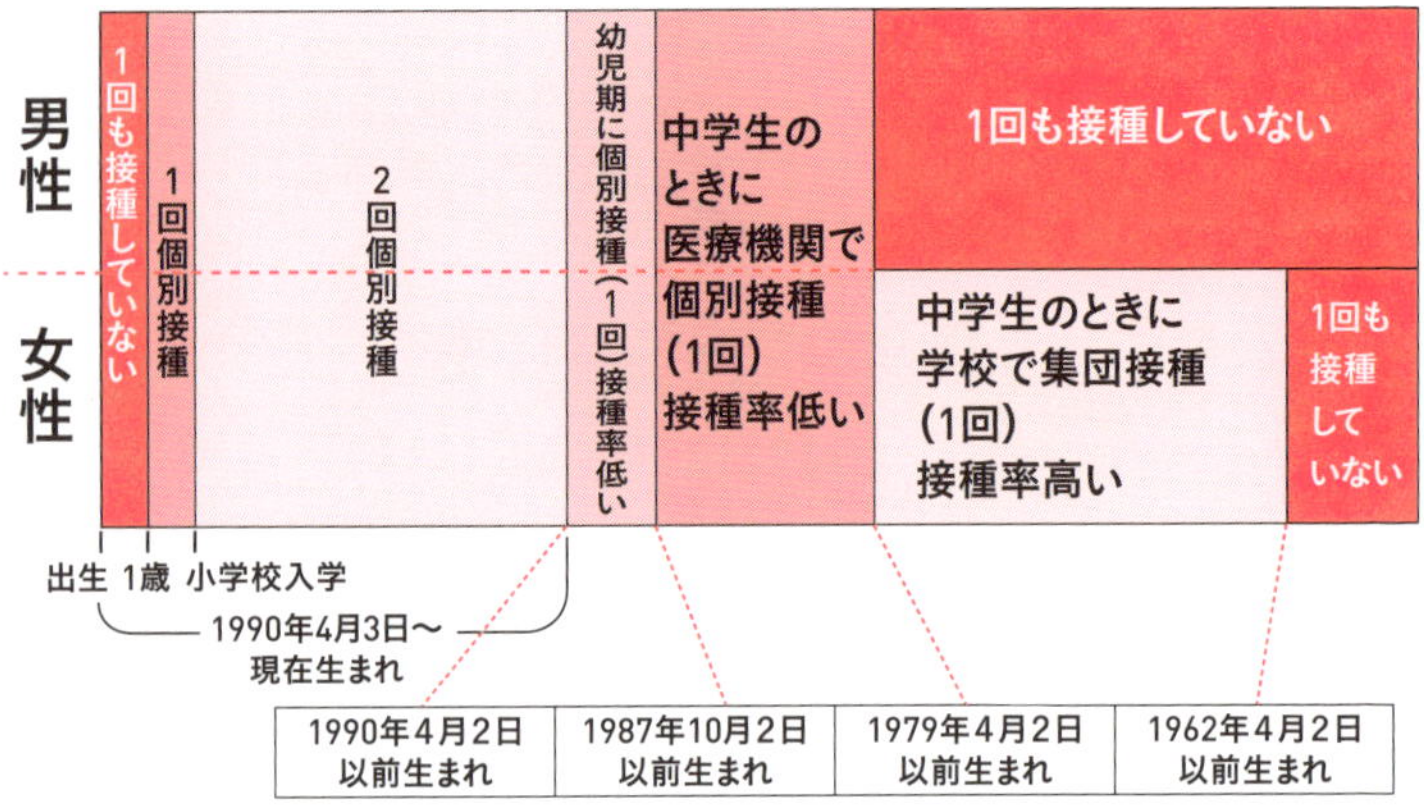


国立感染症研究所 感染症疫学センター「麻しん・風しんの発生状況について」より引用して改変

するほうが合理的だと思います。ただし、妊娠中または妊娠している可能性のある女性は、生ワクチンであるMRワクチンを接種できません。

## 麻疹と風疹の恐ろしさ

麻疹（はしか）は、とても恐ろしい病気です。江戸時代には、「命さだめ」と呼ばれていました。感染して10～12日間の潜伏期間を経て、発熱、倦怠感、上気道症状が生じます。この時点では風邪に似ていますが、その後は全身の皮膚に発疹が生じます。いったん発症してしまったら、特別な治療法はないので対症療法しかありません。

**麻疹にかかると、約30％が何らかの合併症を起こします。CDCのサイトでは下痢8％、中耳炎7％、肺炎6％、脳炎0.1％、けいれん0.6～0.7％**とされています（※2）。**死亡も0.2％**あります。医療の発展した現代の先進国においても、麻疹は脳炎を起こして精神発達遅滞やけいれんといった後遺症を残したり、死亡したりする病気なのです。

しかも、麻疹の感染力はきわめて強く、免疫のない集団においては**一人の感染者が12～18人に感染させます。**インフルエンザは2～3人なので、おおまかにその約6倍の感染力があるといえます。ワクチンがなければ必ず流行し、個人の努力では避けることができません。コレラのように衛生に気をつければ何とかなるというものではありません。症状が出る前から感染力があるため、隔離を徹底しても流行は防げません。このような恐ろしい病気が、一生に数回のワクチン接種だけでほぼ予防できるなんて、なんと素晴らしいことでしょうか。

90〜95%以上の人が麻疹に対して免疫を持っている集団では、麻疹ウイルスが入り込んでも流行しません。麻疹ワクチンは有効率が高く、世界中の人がもれなく麻疹ワクチンを接種すれば、天然痘のように地球上から麻疹を根絶できます。

風疹（三日はしか）も、発熱・発疹といった麻疹に似た症状が出ます。麻疹と同じように発疹の出る前から感染力があり、発疹が出てからも1週間程度は感染力があるのが特徴です。ほとんどの場合は後遺症なく自然治癒しますが、稀に脳炎や血小板減少性紫斑病といった合併症が起きます。

そして、風疹の流行が怖いのは、**妊娠初期の女性が風疹にかかると、胎児に心疾患、難聴、白内障といった障害が起こる「先天性風疹症候群」になるリスクが高い**からです。妊娠1か月で風疹にかかると、50%もの高確率で赤ちゃんが先天性風疹症候群になってしまいます（※3）。感染力も強く、集団において85〜90%の人が免疫を持っていないと流行します。

## 最もコスパのいいワクチン

麻疹や風疹になると、結構つらい上に合併症もあるので、個人レベルで考えてもワクチンを接種したほうがお得ですが、加えて家族や友人といった周囲の大切な人たちを病気から守ることができるという利益もあります。

風疹の流行を受けて、２０１９年3月から期限付きで、定期接種の機会がなかった男性に抗体検査およびワクチン接種が無料になるとの報道がありました。厚生労働省のサイトなどで最新の情報を確認してください。

抗体価を調べて低い人に接種する方法と、抗体価を調べずに接種する方法とがあります。抗体価が高い人にワクチンを接種しても特に副作用が起きやすくなったりなどはしませんが、ワクチンが不足しているときは抗体価の低い人が優先です。

ちなみに、「あらゆる医療介入の中で、金銭的な面だけでなく、利益と害のバランスを考えて最もコストパフォーマンスのよいものは？」と問われたなら、私は「ＭＲワクチン」と答えます。

他の医療介入と比べてみましょう。

例えば、マンモグラフィーによる乳がん検診は、乳がん死を減らす効果のある医療介入です。でも、一生に数回だけ接種すればいいMRワクチンと違って、乳がん検診は2年に1回は受けなければなりません。40〜70歳まで2年ごとに受ければ計15回です。

また、乳がん自体を予防するわけではなく、早期発見しても手術や抗がん剤治療を受けなければなりません。それでも、乳がん死をほぼ防げるどころか、1〜2割程度しか防ぐことができません。しかも、前述したように、検診の害として、がんではないのに一次検査で陽性となる「偽陽性」や、生涯症状が出ないがんを診断してしまう「過剰診断」があります。コストパフォーマンスという点で、MRワクチンは圧倒的に優れているのです。

## 子どもにはすべてのワクチンを

**子どもの場合は、MRワクチンに限らず、定期接種とされているすべてのワクチンを接種することを強くおすすめします。**

もしかしたら、以前よりも種類が多いので不安に思うかもしれませんが、現在のワクチンは以前に比べて効果も高くなり、安全性も改善されているので、過度に不安がる必要はありません。ただし、どんな薬もワクチンも副作用がゼロになることはありません。一定の割合で副作用は起こります。不安があれば、医師にご相談ください。

**任意接種とされているワクチンも国際的には有用とされていますから、公費からの助成はなく自己負担になりますが、やはり接種することをおすすめします。**任意接種だからといって有用性が落ちるわけではありません。

例えば、おたふく風邪（ムンプス）ワクチンは、とても有用性の高いワクチンです。しかし、2019年6月現在も任意接種であるために日本では普及していません。

おたふく風邪は、耳下腺《じかせん》が腫れておたふくのような顔になるのが病名の由来です。多くは後遺症を残さずに自然治癒しますが、髄膜炎や脳炎、そして難聴を起こすことがあります。おたふく風邪による難聴には、治療法がありません。ワクチンが普及している他国では起きていないことですが、**ワクチンが普及していない日本ではおたふく風邪によって年間に何百人もの子どもの聴力が失われている**のです（※4）。

ただし、おたふく風邪ワクチンも定期接種化が検討されています。常に新しい情報を参照してください。

ＭＲワクチンはとても有効率が高いですが、それでも１００％ではありません。また、ステロイドや免疫抑制剤を内服していたり、免疫が低下する病気を持っていたりして、ワクチンを接種できない人もいます。ワクチン接種前の赤ちゃんが感染することもあります。

しかし、周囲の多くの人たちがワクチンを受けていれば、流行が起こることはなく、十分な免疫を持たない人たちが感染しません。社会全体で弱い人たちを守ることも大事ではないでしょうか。

※１「風疹急増に関する緊急情報」（２０１８年９月19日現在）国立感染症研究所 感染症疫学センター
https://www.niid.go.jp/niid/images/epi/rubella/180919/rubella180919.pdf

※２ CDC 'Measles'
https://www.cdc.gov/vaccines/pubs/pinkbook/meas.html

※３「風しんについて」厚生労働省
https://www.mhlw.go.jp/seisakunitsuite/bunya/kenkou_iryou/kenkou/kekkaku-kansenshou/rubella/index.html

※４ Plotkin SA., Commentary: Is Japan deaf to mumps vaccination?, Pediatr Infect Dis J. 2009 Mar;28(3):176.

# 3 ◎ 適度な運動をする

## 運動は死亡率を下げる

運動が体によいことはよく知られています。もちろん、急に運動を始めると、過体重の人なら膝を痛めるかもしれませんし、動脈硬化の進んだ人は心筋梗塞を起こすかもしれません。ただ、個別のことを気にしすぎても話が進みませんので一般的な話をします。心配事のある方は、主治医に相談してから運動しましょう。

運動をしている人は、運動をしていない人と比べて、総死亡や様々な疾患が少ないことは確実です。例によって日本人のコホート研究をご紹介しましょう。45~74歳の約8万人強の日本人の男女を対象に、アンケート調査によって身体活動量を調査した上で、約9年間追跡し、総死亡および各死因との関連を調べました（※1）。

その結果、**身体活動量を４つの群に分け、一番身体活動量の少ない群の総死亡率を1とすると、２番目の群、３番目の群、最も身体活動量の多い群の総死亡率は男性で0・79、0・82、0・73、女性では0・75、0・64、0・61**でした。総死亡率だけでなく、がん、心疾患、脳血管疾患による死亡についても、おおむね似たような傾向がありました。

## どのくらい運動をすればいいか

では、どんな運動をどのくらいの頻度で行えばいいのでしょうか。それを考えるには、厚生労働省が出した「健康づくりのための身体活動基準２０１３」が参考になります（※2）。

「健康づくりのための身体活動基準２０１３」では、**18～64歳は強度が3メッツ以上の身体活動を23メッツ・時／週行うことが推奨**されています。メッツというのは生活活動・運動の単位で、安静を1メッツとして安静時の何倍に相当するかで表します。例えば、歩行は3メッツ、ゆっくりしたジョギングが6メッツ、ランニングが10メッツ前後といったところです。

「強度が3メッツ以上の身体活動を23メッツ・時／週」は、3メッツの運動なら23÷3で週7・7時間、6メッツの運動なら23÷6で週3・8時間。具体的には「歩行又はそれと同等以上の強度の身体活動を毎日60分行う」とあります。日常生活で体を動かしても、休日に運動をしても、どちらでもかまいません。

**65歳以上は強度を問わず身体活動を10メッツ・時／週**とされています。具体的には「横になったままや座ったままにならなければ、どんな動きでもよいので、身体活動を毎日40分行う」に相当します。

## 目標をクリアできるか

さて、「歩行又はそれと同等以上の強度の身体活動を毎日60分行う」って、どう思います？　毎日1時間歩くって、かなり大変だと思いませんか？

ふだんから通勤や通学で歩いている人、仕事で体を動かしている人もいるでしょう。しかし、車通勤

■1日の身体活動量（METs）と死亡の関連（83034人を約９年追跡、4564人死亡）

※統計学的に有意（Ｐ＜0.05）

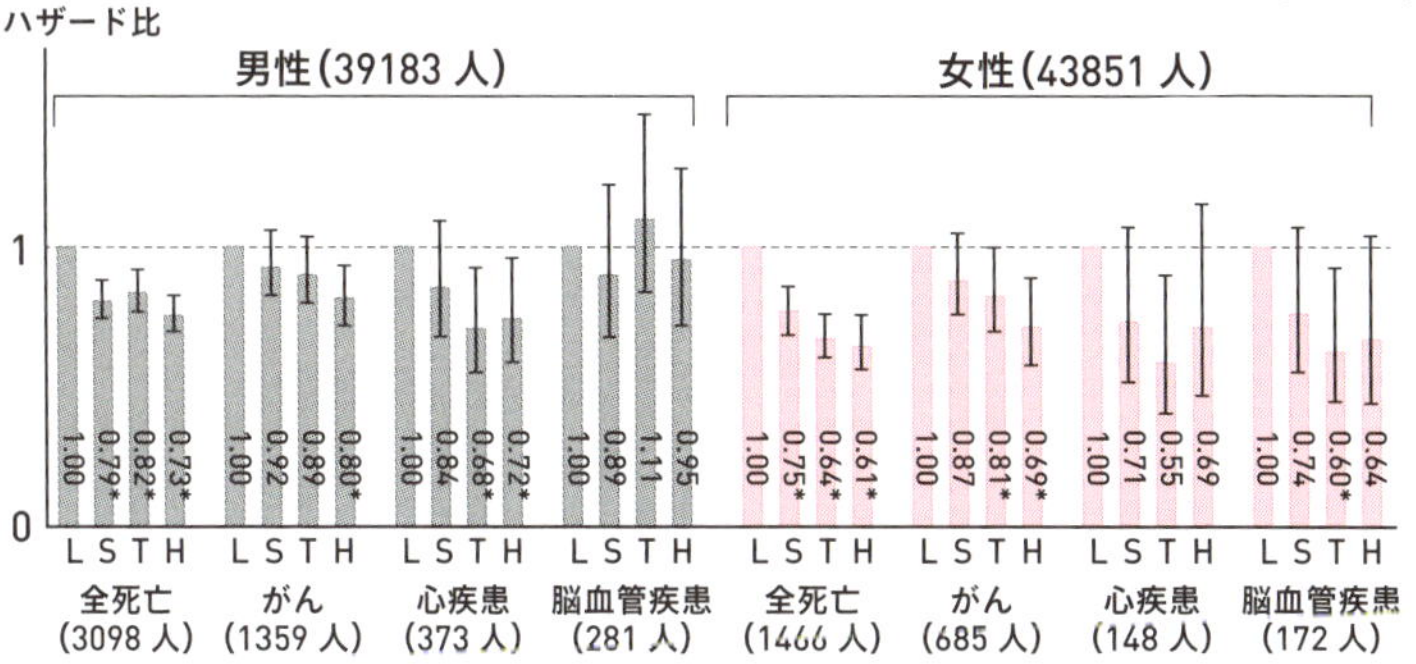


L：最小群、S：第２群、T：第３群、H：最大群
（METs 中央値：男 L：25.45、S:31.85、T:34.25、H:42.65 女 L:26.10、S:31.85、T34.25、H42.65）

※3より引用。

かつデスクワークの人なら、なかなか大変ではないでしょうか。

私は、この目標をクリアしていません。内科勤務医の仕事は、基本的にデスクワークです。緊急のドクターコールがあれば走りますが、月に一度あるかないかです。外来から病棟への移動はエレベータではなく階段を使っていますが、毎日1時間相当の歩行にはなりません。もっと運動したほうがいいですね。わかっています。

ちなみにアメリカ合衆国のガイドラインでは、「少なくとも週あたり150〜300分の中強度の有酸素運動、または75〜150分の高強度の有酸素運動、または同等量の組み合わせの運動をすべき。加えて週に2日以上の筋肉トレーニングも行う」とされています（※4）。中強度の運動は3〜5・9メッツ、高強度は6メッツ以上に相当します。週あたり150分は1日あたりだと20

| メッツ | 生活活動・運動の例 |
|---|---|
| 1 | 安静・座位 |
| 2 | ゆっくりとした歩行・洗濯・洗車 |
| 3 | 普通の歩行・子どもの世話（立位）・大工仕事<br>ボウリング・バレーボール・社交ダンス |
| 4 | 階段を上がる（ゆっくり）・卓球・ラジオ体操第1 |
| 5 | かなり速歩・野球・サーフィン |
| 6 | ゆっくりとしたジョギング・バスケットボール |
| 8 | サイクリング（約20km／時） |
| 9 | ランニング（139m／分） |
| 11 | ランニング（188m／分） |

「健康づくりのための身体活動基準2013」より作成

分強なので、日本のほうが推奨される運動量が多いことになります。これは、もともと日本人の平均的な身体活動量が多いため、目標を高く設定してあるからです。

毎日60分の身体活動というのはあくまで目標であって、まずはできるところからでもかまいません。最初に示したコホート研究において、平均以下（4群中2番目に身体活動量が少ない群）でも、運動をしないよりは総死亡率が低いことを思い出しましょう。**厚生労働省のアクティブガイドでも「＋10（プラス・テン）から始めよう」と、今よりも10分間多く、体を動かすことをすすめています。**できない理想よりも、できる妥協です。それに、これまでに運動習慣のない人がいきなり60分間もの運動を始めると事故やけがにつながります。

## 長く続けることが大切

そもそも、数値目標以上に、運動を継続するための動機づけのほうが重要かもしれません。私もいろいろと工夫はしていますが、なかなか長続きしません。割と続いているのは、ナイアンティック社の『Ｉｎｇｒｅｓｓ（イングレス）』という位置情報ゲームです。一般的なゲームと違って、イングレスは外に出て動きまわらなければプレイできません。車や自転車を使うプレイヤーもいますが、私はもっぱら歩き。なかなか毎日やるというわけにはいきませんが、休日には散歩がてら歩いてプレイしています。

位置情報ゲームといえば、同じ会社が出した『Ｐｏｋéｍｏｎ ＧＯ（ポケモンＧＯ）』が有名です。ポケモンを探したりアイテムを手に入れたりするために歩きまわる必要があります。医学界では、ポケモンＧＯが人々の身体活動量を増やし、ひいては健康状態を改善するのではないかと期待されていて、ポケモンＧＯに関する数十件の医学論文が発表されています。一通り読んでみましたが、「ポケモンＧＯは身体活動量を増やすけれど、その効果は限定的」といったところのようです。

例えば、２０１６年の研究では、18〜35歳の５６０人のアメリカ人がポケモンＧＯを始めたところ、ゲームを始める前と比べて１日あたりの歩数が約１０００歩増えたものの、その増加分は徐々に減少し、６週間後に元に戻りました（※5）。長期間、運動習慣を続けることは難しいのです。なお、私はポケモンＧＯもプレイしていましたが、フレンド機能がついた頃に脱落してしまいました。すでに十分な量の身体活動をしている方は、その習慣を続けましょう。

なお、運動のしすぎが体に悪いかどうかについては、明確なコンセンサスはないようです。ただ、対象者数が少ないですが、**激しいジョギングをする人は、軽度〜中等度のジョギングを**

**する人よりも死亡率が高い**とするデンマークの研究がありました（※6）。軽度のジョギングといっても6メッツに相当します。また、運動をすればするほど健康によいわけではなく、その効果は頭打ちになります。

健康や長寿を目的にするなら、あまりに激しい運動は避けたほうが無難でしょう。夏場は熱中症にも注意してください。何より楽しく運動することが一番です。

※1 Inoue M et al., Daily total physical activity level and premature death in men and women: results from a large-scale population-based cohort study in Japan (JPHC study)., Ann Epidemiol. 2008 Jul;18(7):522-30.

※2『「健康づくりのための身体活動基準２０１３」及び「健康づくりのための身体活動指針（アクティブガイド）」について』厚生労働省
https://www.mhlw.go.jp/stf/houdou/2r98520000002xple.html

※3「身体活動量と死亡との関連について」国立研究開発法人 国立がん研究センター 社会と健康研究センター 予防研究グループ
https://epi.ncc.go.jp/jphc/outcome/320.html

※4 Piercy KL et al., The Physical Activity Guidelines for Americans., JAMA. 2018 Nov 20;320(19):2020-2028.

※5 Howe KB et al., Gotta catch'em all! Pokémon GO and physical activity among young adults: difference in differences study., BMJ. 2016 Dec 13;355:i6270.

※6 Schnohr P et al., Dose of jogging and long-term mortality: the Copenhagen City Heart Study., J Am Coll Cardiol. 2015 Feb 10;65(5):411-9.

# 4 ◎ 適正体重を保つ

## 肥満と病気のリスク

高身長が、がんのリスク因子であることをご存じでしょうか。大雑把にいって、身長が10㎝高いと、がんのリスクが10%上がります。ただ、身長はコントロールできませんから、どうしようもありません。コントロールできること、できないことを分けて、コントロールできないことについては、あれこれ心配しないほうがいいでしょう。

一方、過体重（肥満）がリスク因子となる疾患は山ほどあります。最も有名なのは糖尿病でしょう。その他、高血圧、脂質異常症（高脂血症）、心筋梗塞などの心血管系疾患、脳梗塞などの脳血管障害、痛風・高尿酸血症、脂肪肝など。睡眠中に呼吸が止まることで眠りが浅くなり、日中に眠気が強くなって居眠り運転などの原因になる睡眠時無呼吸症候群にも関係します。

肥満は、食道がん（腺がん）、胃がん、大腸がん、肝臓がん、膵臓がん、乳がん（閉経後）といった多くの種類のがんのリスクにもなります（※1）。

ただ、身長と違って体重は自分である程度コントロールできます。健康・長寿を目指すなら、適正な体重を保ちましょう。

一般的に成人では肥満度をBMI（Body Mass Index）で評価します。算出方法は以下の通り。

**体重（kg）÷身長（m）÷身長（m）**

例えば、体重が60kg、身長が1・65mの人の場合、60÷1・65÷1・65＝22・04で、普通体重です。

肥満の定義は国によって異なり、アメリカ合衆国では30以上から肥満、25以上30未満は過体重とされていますが（※2）、日本ではBMI25以上が肥満です。

一方、BMIが低い、つまりやせすぎも健康にはよくありません。BMIで18・5以下が低体重だとされています。

**肥満度分類**

| BMI（kg/㎡） | 日本 | アメリカ合衆国 |
|---|---|---|
| ＜ 18.5 | 低体重 | 低体重 |
| 18.5 ≦〜＜ 25 | 普通体重 | 普通体重 |
| 25 ≦〜＜ 30 | 肥満（1度） | 過体重 |
| 30 ≦〜＜ 35 | 肥満（2度） | 肥満（1度） |
| 35 ≦〜＜ 40 | 肥満（3度） | 肥満（2度） |
| 40 ≦ | 肥満（4度） | 肥満（3度） |

日本は日本肥満学会、アメリカ合衆国はCDC（アメリカ疾病管理予防センター）の定義による。

## 長生きできるBMI値とは

では、どのくらいのBMIが最も長生きなのでしょう。これは大規模なコホート研究で調べられています。読者の多くが日本人でしょうから、日本人のデータをご紹介しましょう。

中高年の日本人を対象にした7つのコホート研究を統合し、男性約16万人、女性約19万人を平均12・5年間フォローアップして、BMIごとにすべての原因による死亡率を比較したところ、やせすぎでも太りすぎでも死亡率が高いことがわかりました（※3）。グラフにするとU字型です（※4）。年齢、喫煙、飲酒、糖尿病や高血圧といった要因は補正されています。

■日本人のBMIと死亡率（ハザード比）の関係のグラフ

※統計学的に有意（P<0.05）

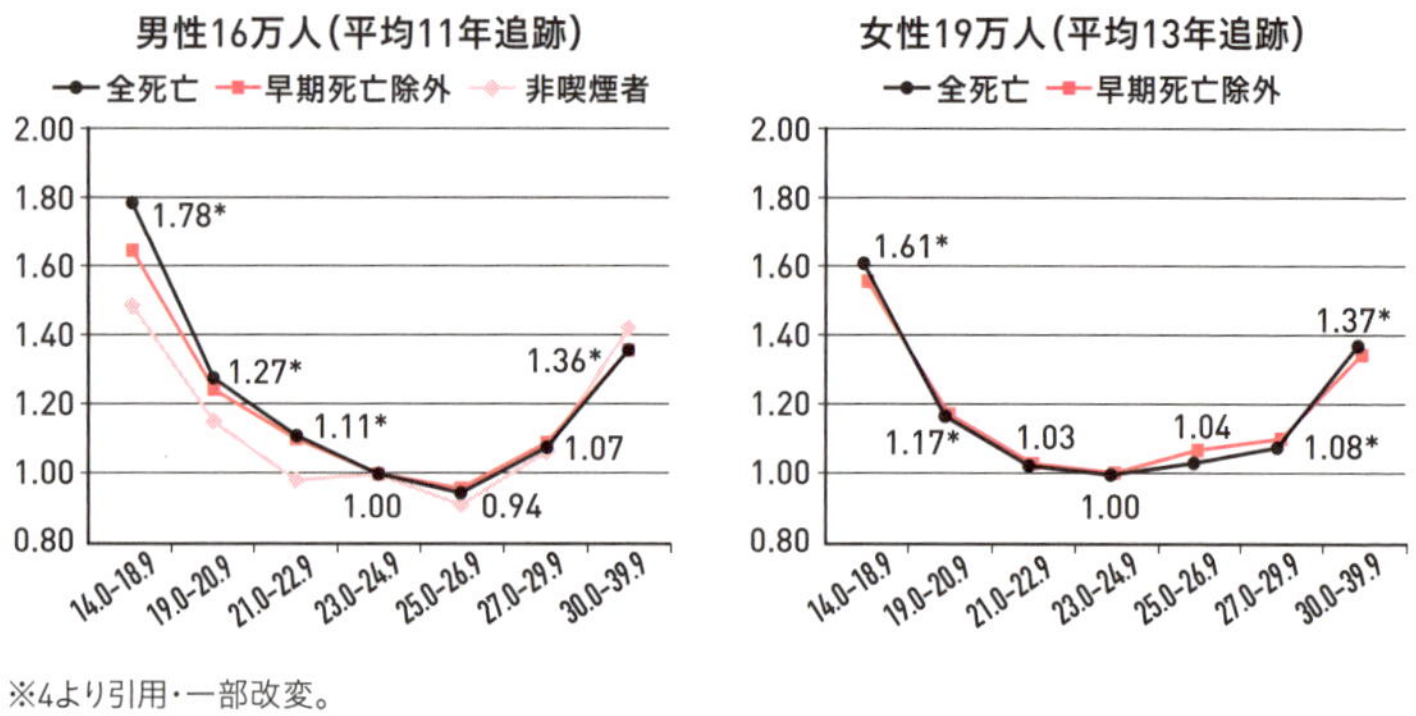


※4より引用・一部改変。

**総死亡率が最も低いのは男性ではBMI25～26・9、女性では23～24・9のグループ**ですが、大雑把にはBMI21～27の間ならよいといえそうです。「やせた人が死にやすいのではなく、死にやすい人がやせている」という逆の因果関係の影響を減らすために早期死亡を除外しても、おおむね同様の傾向でした。

注目すべきポイントは二つ。**一つは、日本で肥満とされるBMI25～27程度であっても総死亡率は明確には上がらないこと**です。以前、BMIは22が適正だといわれていましたが、多少は太り気味であっても寿命に悪影響はなさそうです。これは日本だけではなく海外の研究でも同様です。**二つ目のポイントは、適正なBMIは点ではなく幅があること。**グラフでいうとV字ではなく、底部分が割と長いU字というわけです。タバコの本数はゼロがいいのと比べると対照的です。

## BMI22でなくてもいい

臨床の現場では、BMIが22になる体重を「理想体重」や「標準体重」と呼んで、患者さんの必要カロリーの計算などに使います。理想体重などと言われると、「できるだけその体重に近づけたほうがいい」と思ってしまいがちですが、必ずしもそうではないのです。

そもそも、なぜ適正なＢＭＩが22とされているのでしょうか。それは約４５００人の30～59歳の日本人男女において、心臓病や高血圧や脂質異常症や糖尿病といった病気が、ＢＭＩ22で最も少なかったという研究に由来しているようです（※5）。

総死亡率ではなく病気との関係を見ていること、がんという命に直結する疾患との関係が調べられていないこと、１９９１年の少し古い研究であることを考えると、ＢＭＩ22にこだわりすぎないほうがよいでしょう。例えば、ＢＭＩ26の人が長生きするために健康的な食事に変えて、順調にやせられるのならいいですが、無理なダイエットや我慢をしてＢＭＩを22に近づけても、努力に見合った効果は得られないかもしれません。ただ、糖尿病や脂質異常症といった病気の場合は個別に考えなければなりませんので、主治医にご相談ください。

## ＢＭＩ30を超えたら減量を

では、どのくらいの数値になったら減量すべきでしょうか。**ＢＭＩ30を超えるなら、体重を減らすことをおすすめします。**

54個のランダム化比較試験を統合した、合計で3万人以上を対象としたメタ解析によると、肥満の成人を対象に体重減少を目的にした食事療法を行うと、総死亡率が約20％弱減ることがわかっています（※6）。対象者の試験参加時の平均ＢＭＩは30以上でした。これらの研究のほとんどは海外で行われたもので、どこまで日本人に適用できるかはわからないので注意が必要ですが、日本においてもＢＭＩが27を超えたあたりから総死亡率が増えることを考えれば、日本人にも適用できそうです。

また、この研究では食事療法のほとんどが低脂肪の食事でした。厳密に言えば、糖質制限などの別の食事療法で体重を減らしても同じように総死亡率が下がるかどうかは、この研究からはわかりません。ただ、極端に制限しないのであれば、糖質制限食によって体重を減らしても、同様に総死亡率は下がると個人的には考えます。そのあたりは個人の好みや継続できるかどうかで決めてよいでしょう。減量というのは維持が難しいのです。低脂肪食よりも緩やかな糖質制限食がラクなら、そちらを選んでもいいでしょう。

反対に、やせすぎの場合も総死亡率が高いので、体重を増やしたほうがいいと思われます。ＢＭＩで21未満くらいから死亡率は高くなります。美容目的でダイエットをしている人もいるでしょうが、あまりやせすぎると健康を損なう危険性があります。

ただ、これは文化的・社会的要因も関係している複雑な問題です。欧米では不自然にやせすぎているモデルは、若い女性に対し「やせたほうが美しい」といった模範になるとされ、ファッションショーに出場できないといった規制があります。モデルがみんなやせすぎなのは問題ですが、やせすぎのモデルが出場できないというのもやりすぎのように私には思われます。

## 筋肉量や体脂肪率や腹囲

また、根本的な問題として、「BMIだけで適切な体重を決めてよいのか」という疑問もあります。BMIだけを指標にすると、筋肉の多いBMI25と、お腹のまわりに脂肪がついたBMI25を区別できません。筋肉量や体脂肪率や腹囲といった個別の細かい情報も加味して考えたほうがより正確な結果が出ますが、総死亡率の差を検出しようとする大規模研究では、どうしても簡易的なBMIを指標とせざるを得ないのでしょう。

また、**若い頃に太っていた人とやせていた人が中年になったときの適正体重が同じとは限りません。病気のリスクも個人差があります。本来は各自に「理想体重」があるはず**です。

将来は様々な疾患のリスクを評価して、山田さんはBMI22くらいがよい、鈴木さんはBM

Ｉ25くらいがよいといったことがわかるようになるかもしれません。ただ、これは将来の課題で、現時点では手に入る証拠から最善と考えられる方針を決めなければなりません。

まとめると、適正な体重には幅があり、ＢＭＩで21〜27の範囲内であれば、おおむねよいと言っていいでしょう。ＢＭＩが30を超えた場合は、体重を減らすことを試みてください。

私自身は、ＢＭＩ23〜25くらいを維持しています。たまには菓子パンやカップ焼きそばを食べることもありますし、あまりしゃかりきにならず、他の食事で調整しています。

※1 Lauby-Secretan B et al., Body Fatness and Cancer--Viewpoint of the IARC Working Group., N Engl J Med. 2016 Aug 25;375(8):794-8

※2 CDC 'Defining Adult Overweight and Obesity' https://www.cdc.gov/obesity/adult/defining.html

※3 Sasazuki S et al., Body mass index and mortality from all causes and major causes in Japanese: results of a pooled analysis of 7 large-scale cohort studies. J Epidemiol. 2011;21(6):417-30.

※4「肥満指数（ＢＭＩ）と死亡リスク」国立研究開発法人 国立がん研究センター 社会と健康研究センター 予防研究グループ https://epi.ncc.go.jp/can_prev/evaluation/2830.html

※5 Tokunaga K et al., Ideal body weight estimated from the body mass index with the lowest morbidity., Int J Obes. 1991 Jan;15(1):1-5.

※6 Ma C et al., Effects of weight loss interventions for adults who are obese on mortality, cardiovascular disease, and cancer: systematic review and meta-analysis., BMJ. 2017 Nov 14;359:j4849.

# 5 ◎ きちんと睡眠をとる

## 7時間睡眠が最も長命

体を休めることも健康には大事です。

睡眠時間と総死亡率や様々な疾患との関係については、多くの研究が行われています。40〜79歳の日本人の男女約10万人を約14年間追跡したコホート研究によれば、**1日の睡眠時間が7時間の群が最も総死亡率が低く、それより多くても少なくても総死亡率は高くなりました。**グラフにするとU字型の関係を示しています（※1）。総死亡率以外にも、心血管疾患による死亡率も同様の傾向を示しました。

7時間睡眠が最も死亡リスクが低く、それより長くても短くても死亡リスクが高いという関係は、複数の研究を統合したメタ解析でも示されています（※2）。

しかし、「9時間寝ている人は、睡眠時間を2時間減らして7時間睡眠にしたほうが長生きできる」というような単純な話ではありません。専門家の間では、長すぎる睡眠時間が死亡の直接原因であるとみなす意見はないようです。ここにコホート研究の限界があります。

例えば、長く寝ている人は体が弱いがゆえに長い睡眠時間が必要なのかもしれません。その場合、長く寝ている人の死亡率が高くなりますが、そういう人の睡眠時間を短くしても長生きできるどころか、かえって体に悪いことになりかねません。**万人に共通する適切な睡眠時間というものはなく、各個人の体質や健康状態、社会的事情によって、それぞれに適した睡眠時間を見つけるしかありません。**

## 「健康づくりのための睡眠指針 2014」

そうはいっても、何らかの目安が欲しいところです。それには、厚生労働省の出した「健康づくりのための睡眠指針 2014」が役立ちます（※3）。

睡眠時間については、「5．年齢や季節に応じて、ひるまの眠気で困らない程度の睡眠を」が参考になるでしょう。「年齢に応じて」というのは日常の診療でも大事なところです。

## ■日本人における睡眠時間と総死亡リスク

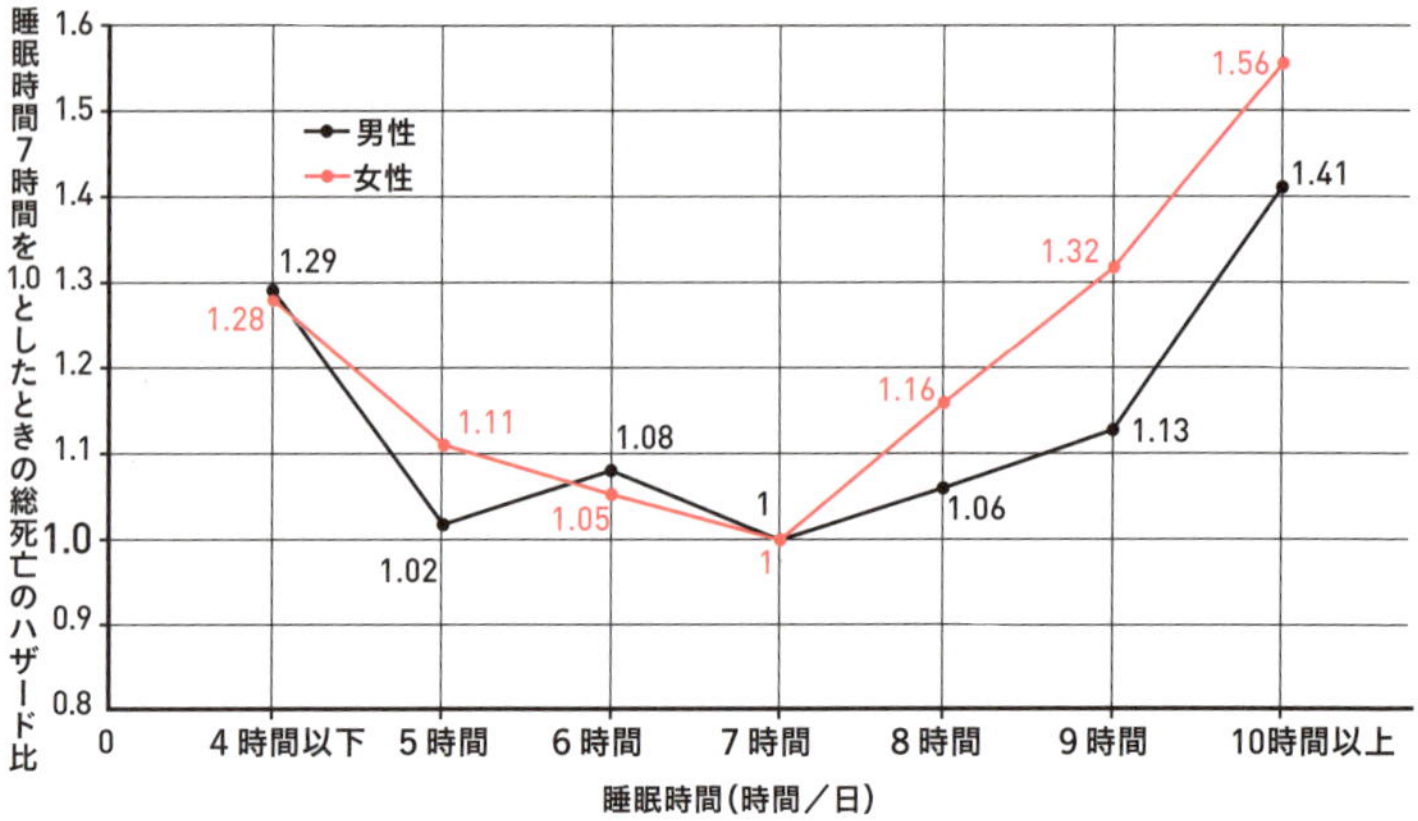


※1のTable 2より著者が作成

### —— 健康づくりのための睡眠指針 2014 ——

**〜睡眠12箇条〜**

1. 良い睡眠で、からだもこころも健康に。
2. 適度な運動、しっかり朝食、ねむりとめざめのメリハリを。
3. 良い睡眠は、生活習慣病予防につながります。
4. 睡眠による休養感は、こころの健康に重要です。
5. 年齢や季節に応じて、ひるまの眠気で困らない程度の睡眠を。
6. 良い睡眠のためには、環境づくりも重要です。
7. 若年世代は夜更かし避けて、体内時計のリズムを保つ。
8. 勤労世代の疲労回復・能率アップに、毎日十分な睡眠を。
9. 熟年世代は朝晩メリハリ、ひるまに適度な運動で良い睡眠。
10. 眠くなってから寝床に入り、起きる時刻は遅らせない。
11. いつもと違う睡眠には、要注意。
12. 眠れない、その苦しみをかかえずに、専門家に相談を。

一般的に年をとるにつれて睡眠時間は短くなっていきます。ときに「眠れないから睡眠薬をください」と言う高齢の患者さんがいらっしゃいますが、よくお話を聞くと、眠れないことを苦痛に感じていたり、昼間に眠気があって困ったりしているのではなく、若い頃と比べて目が覚める時刻が早くなったことを気にしているだけだったりします。

昔は8時間睡眠が推奨されていたこともあり、十分な睡眠がとれていないという誤解もありました。また、必要な睡眠時間には個人差があります。「無理をしてでも7~8時間は眠らなければならない」ということはありません。

## 認知行動療法でセルフケア

では、本当に眠れなくて苦痛を感じていたり、日中に眠気や倦怠感を感じたり、集中力が落ちたりするなど、パフォーマンスが落ちている場合はどうしたらいいでしょうか。

薬を使わない不眠症の治療として、認知行動療法があります。2015年に行われたメタ解析では、成人の慢性不眠症に対して認知行動療法は臨床的に有効であることが示されました(※4)。副作用は報告されませんでした。メタ解析の対象となった認知行動療法は治療者と対面して行った研究ですが、その基本的な部分はセルフケアにも応用できます。

睡眠指針の「10．眠くなってから寝床に入り、起きる時刻は遅らせない」も認知行動療法に基づいています。まず、**ベッドは眠るところだと体に認識させるために、眠くなってから入りましょう。寝る前のアルコールやカフェイン、タバコ、明るすぎたり白っぽかったりする照明は避け、昼寝はしないか短めにしましょう。**

逆に、「眠れなくても体を休めるためにベッドに横になる」というのは、よい睡眠のためには避けたほうがいい習慣です。ベッドと目が覚めている状態との関係を体が覚えてしまい、かえって眠れなくなります。同じ理由で、ベッドの中で眠くなるまでテレビを見たり、本を読んだりすることもよくありません。ベッドに入っても15～20分間眠れなかったら、いったんベッドから出てリラックスして過ごします。「それでは十分に睡眠時間がとれないのではないか」と不安に思う人もいるでしょう。しかし、眠くならなければ朝まで起きていてもいいのです。「眠れないと困る」、「眠れなかったらどうしよう」という認知もまた不眠の原因となります。「眠くなければ眠らなくてもいい」と考えてください。睡眠時間が足りなければ、次の日は眠くなってからベッドに入ることができるでしょう。

ただ、**何時に寝ても、朝は決まった時間に起きてください。体内時計をリセットするために**

**日光に当たればなおよし。朝食をとったり、適度な運動をすることも役立ちます。**

## それでもダメなら医療機関へ

以上はあくまでもセルフケアですから、この方法でうまくいかないときは医療機関（まずは内科）にご相談ください。睡眠指針の「12．眠れない、その苦しみをかかえずに、専門家に相談を」の通りです。不眠の原因として、うつ病や排尿障害といった別の病気が関与している場合もありますし、薬を使ったほうがいいケースもあります。

睡眠薬については、「癖になる」、「認知症になりやすい」という説があるので不安に思われるかもしれません。確かに、今までよく使われてきた「ベンゾジアゼピン系の薬」は依存症が生じやすいとして問題になっています。しかし、今は依存が生じにくい睡眠薬もありますから、主治医に相談してください。

「認知症になりやすい」という話も、まんざら嘘ではありません。ベンゾジアゼピン系の睡眠薬を使っている人は、そうでない人と比較して、認知症になりやすい傾向は確かにあります。ただ、認知症の初期症状の一つに不眠があり、「睡眠薬が認知症の原因」か、それとも「睡眠薬は認知症の原因ではなく、認知症になりはじめの人が睡眠薬を飲んでいる傾向があるだけ」なのかの区別は困難です。医学界でも議論があるところです（※5、6）。

## 眠る時間がない場合

ちなみに「眠る時間があるのに眠れない不眠」も問題ですが、「眠る時間がないことによる睡眠不足」のほうが、さらに問題が大きいかもしれません。週の労働時間が50時間を超えたあたりから昼間の過度な眠気、疲労回復不全、短時間睡眠の割合が増えます（※7）。

近年、「睡眠負債」という言葉が話題になっています。日々の睡眠不足が借金のように積み重なっていくことを表し、週末に少し長く眠るくらいでは解消しないとされています。昼間に眠気があったり、休日の朝になかなか起きられなかったりする人は、慢性の睡眠不足があると考えて、平日の睡眠時間を長くすることをおすすめします。

ただ、「長く眠りましょう」と言っても、十分に眠れない様々な事情があるでしょう。睡眠負債は、医療というより社会の問題で、医師や当事者の努力だけでは解決することが困難です。職場や学校、家庭内において、睡眠不足が体に悪いことが知られ、十分な睡眠時間を確保できるよう社会的な理解が進むことが理想です。

※1 Ikehara S et al., Association of sleep duration with mortality from cardiovascular disease and other causes for Japanese men and women: the JACC study., Sleep. 2009 Mar;32(3):295-301.
※2 Yin J et al., Relationship of Sleep Duration With All-Cause Mortality and Cardiovascular Events: A Systematic Review and Dose-Response Meta-Analysis of Prospective Cohort Studies., J Am Heart Assoc. 2017 Sep 9;6(9). pii: e005947.
※3「健康づくりのための睡眠指針２０１４」厚生労働省
https://www.mhlw.go.jp/stf/houdou/0000042749.html
※4 Trauer JM et al., Cognitive Behavioral Therapy for Chronic Insomnia: A Systematic Review and Meta-analysis., Ann Intern Med. 2015 Aug 4;163(3):191-204.
※5 Penninkilampi R and Eslick GD., A Systematic Review and Meta-Analysis of the Risk of Dementia Associated with Benzodiazepine Use, After Controlling for Protopathic Bias., CNS Drugs. 2018 Jun;32(6):485-497.
※6 Gray SL et al., Benzodiazepine use and risk of incident dementia or cognitive decline: prospective population based study., BMJ. 2016 Feb 2;352:i90.
※7「長時間労働者の健康ガイド」労働安全衛生総合研究所
https://www.jniosh.johas.go.jp/publication/doc/houkoku/2012_01/Health_Problems_due_to_Long_Working_Hours.pdf

# 6 ◎ お酒は適量にとどめる

## 飲酒は体によいか悪いか

「酒は命を削るカンナ」といって、大量のお酒を飲むのが体によくないことは、みなさんもよくご存じでしょう。大量飲酒は肝臓に悪いだけではなく、各臓器のがん、膵炎、心臓病、脳血管障害、認知症といった様々な疾患のリスクを高めます。**世界保健機関（WHO）によると、お酒が原因となる病気や障害は200以上もあり、全世界で年間に330万人が亡くなっているのです。**これは男性の死亡の7・6％、女性の死亡の4％に相当します（※1）。

私はふだんの診療で、アルコール摂取がリスクとなる患者さんには「お酒の量を減らしましょう」と伝えるのですが、みなさんは好きで飲んでいるわけですから、口で説明するだけではなかなか減りません。中には「お酒の量は減っています。たくさん買い置きしていても、どんどん減っていきますから」と答えた患者さんもいました。

一方で、「酒は百薬の長」ともいわれ、少量ならかえって体によいという話も聞きます。「Ｊカーブ効果」といって、横軸にお酒の量、縦軸に死亡率をプロットすると、大量飲酒では死亡率が高く、飲酒量が減るに従って死亡率が下がるが、飲酒量がまったくのゼロだと逆に死亡率が上がるという報告もあるのです。

私自身もお酒をたしなみますから、正直に言いますと「Ｊカーブ効果が実在すればいいいな」と思っています。少量飲酒が体によいという理屈はいくつかあって、アルコールは善玉コレステロールを増やします（※２）。また、血小板機能を抑制するため、動脈硬化や血栓形成を予防する働きがあると考えられます（※３）。

## 残念ながら少量でも悪影響

しかしながら、私の願望とはうらはらに、最近は少量の飲酒でも健康には悪影響があるという報告が多くなってきました。１９５の国・地域を対象にした２０１８年のメタ解析では**「健康上の害を最小にするアルコールの消費量はゼロ」という結果**でした（※４）。つまり、Ｊカーブ効果は観察できないのです。アルコールによる各種疾患のリスクをまとめたグラフでは、少量飲酒でリスクが下がることは示されません。

なお、虚血性心疾患のリスクだけに注目すれば、Ｊカーブ効果は観察されました。しかし、その他の疾患、特にがんに対するリスクと相殺されました。がんについては少量の飲酒からリスクが単調に増加するのです。アルコール自体とその代謝物はＤＮＡを傷つけます。

私のような酒飲みがグラフを見ると、１日１杯程度のごく少量なら、健康によいとはいえないまでも、ゼロと変わらないように見えます。この研究では、１日１杯は純アルコールにして10ｇと定義されています。日本酒やワインなら90ml程度、ビールなら２５０ml程度でしょう。


**1日に消費するアルコール飲料による各種疾患を合わせた健康影響の相対リスク**

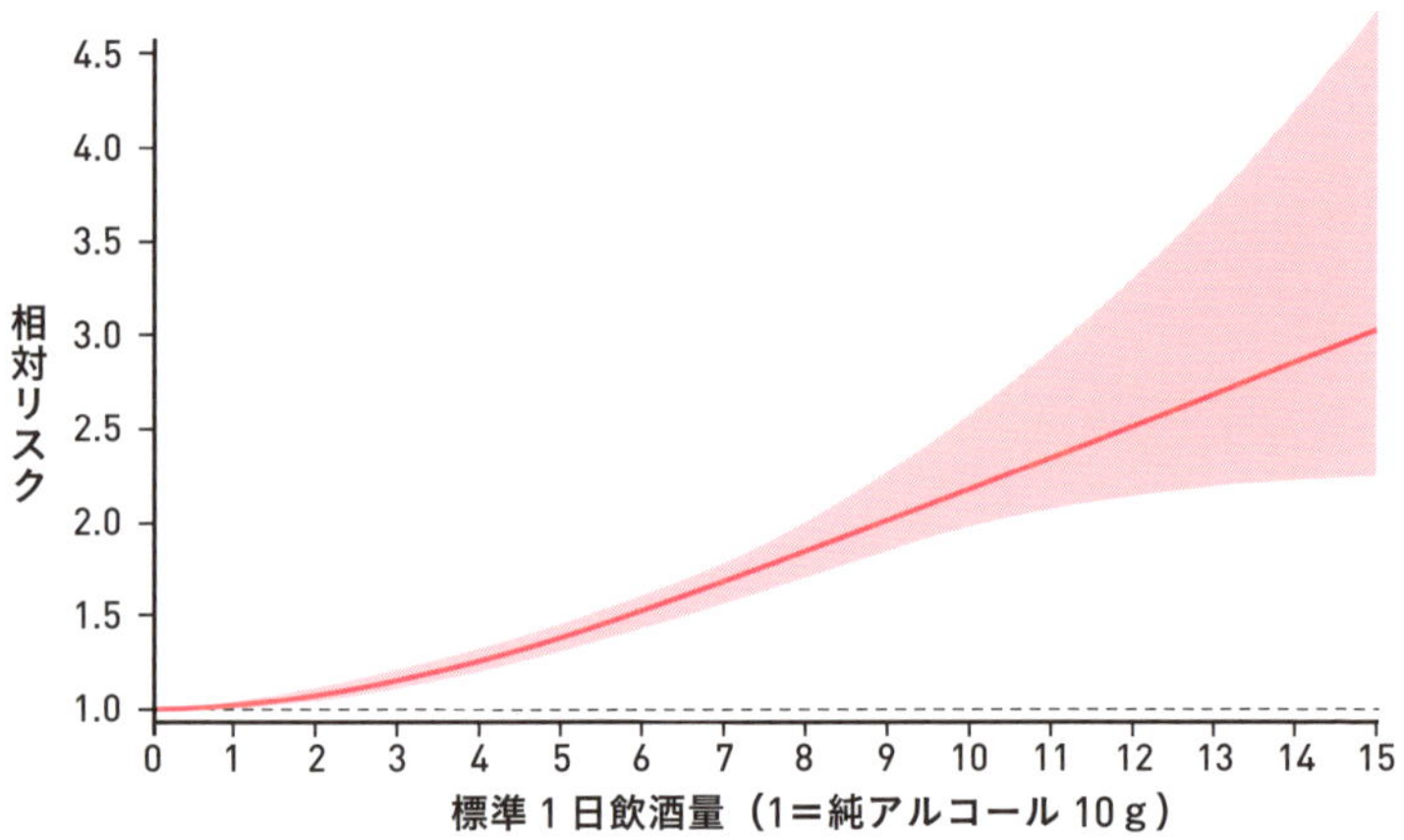


※4より引用

かなり少量です。健康のことだけを考えるならお酒は飲まないほうがいいですが、ごく少量なら大丈夫といえそうです。

ただ、医師としての経験から、このように説明すると拡大解釈してたくさん飲んでしまう人もいることを知っています。ですから、念のためにはっきり書いておきますが、「少量であれば大丈夫だから」とお酒を飲むのはおすすめしません。お酒を飲むのは楽しいことですが、リスクがあることを承知の上で飲みましょう。私はリスクを承知し、私にとってリスクを上まわるほどの楽しみであると判断して飲んでいます。

## 飲み方を工夫すればOK？

「休肝日、つまり、1週間に数日間お酒を飲まない日を設ければ大丈夫」という意見もあるかもしれません。日本人を対象に飲酒パターンと総死亡の関係を調べたコホート研究では、大量飲酒者（週に純アルコールで300g以上）においては、同じ飲酒量であれば休肝日の少ない人の死亡率が高いことが示されました（※5）。

素直に解釈すれば、「お酒をたくさん飲むなら、休肝日を設けたほうがいい」となります。

ただ、休肝日なしにお酒を飲むような人は、アルコール以外にも様々なリスク因子がありそうで、休肝日を設けるだけではリスクは下がらないかもしれません。ただし、休肝日を意識することで全体的な飲酒量が減るならば意味があります。この論文では、休肝日は「日本の社会的信念」だと表現されています。海外では休肝日という概念は一般的ではないようです。

「水を飲みながらお酒を飲むとよい」という説もあります。一般的にアルコールには利尿作用があるため、飲酒時には脱水に陥りやすいですから、水分を摂取するのはいいことです。でも、水分を摂取したからといって、お酒の害がなくなるわけではありません。

「お酒の種類によってはアミノ酸やポリフェノールを含んでいて、健康によい影響を与える」とも聞きますが、**お酒に含まれる少量の成分を体に効果があるほど摂取しようとすれば、大量に飲むことになり、アルコールの害が無視できなくなります。**健康を気にしてお酒の種類を選ぶのではなく、楽しく美味しく飲むために選んだほうがいいと個人的には考えます。

「ウコンが二日酔いの予防や治療に有効」というのもよく聞く説です。私が探した範囲内では明確なエビデンスは見つかりませんでした。もしも食品や栄養素がアルコールの分解を助けることがあったとしても、その効果は小さいと個人的には考えます。ただ、経験的にウコンが効くと感じている人が使うのは別にかまわないと思います。

## お酒を飲んではいけない場合

では、お酒を飲んではいけないのは、どういう場合でしょうか。

まずは**重い「肝臓病」の場合**です。アルコール性肝障害はもちろん、肝炎ウイルスや自己免疫といったアルコール以外の原因による肝臓病でも、アルコールが病状を悪化させます。軽いうちであっても、できれば禁酒したほうが望ましいです。

**血糖コントロールが悪い「糖尿病」の場合**も、お酒を飲んではいけません。アルコールがインスリンの効きを悪くして血糖が上昇したり、逆に薬が効きすぎて低血糖になったりします。合併症がなく、血糖コントロールが良好なら、適量の飲酒はしてもよいとされています。ただし、指示された食事療法は守ってください。

アルコールと強い関係のある**急性膵炎や慢性膵炎といった「膵臓の病気」の場合**も禁酒です。飲酒が原因で急性膵炎になったことがある人は、少量の飲酒でも再発する恐れがあります。重症の急性膵炎は命にかかわる病気ですし、命が助かっても強い腹痛といった苦痛を伴います。飲酒が原因の慢性膵炎も、禁酒以外に治療法はありません。慢性膵炎は糖尿病を合併することが多く、その点からも禁酒が必要です。

**妊娠中、あるいは妊娠の可能がある場合**も禁酒をおすすめします。妊娠中の飲酒は、流産や死産、胎児の先天性異常のリスクを高めます。アルコールによって生じる胎児の先天性異常を「胎児性アルコール症候群」といいますが、「これ以下の飲酒量であれば胎児に影響がない」という安全な量はないとされています（※6）。

ただ、ちょっとでも飲んだらアウトというわけではなく、妊娠に気づかず飲んでいたとか、お祝いの席で1杯だけ飲んだとかで、不安になったり、罪の意識を感じたりする必要はありません。いずれにしても一定の割合で流産や先天性異常は生じるものです。子どもの障害や病気を母親の責任とみなす風潮が一部にありますが、病気の多くは誰のせいでもありません。

## アルコール依存症は医療機関へ

世の中には、体に悪い、飲んではいけないとわかっていながら、どうしてもお酒がやめられない人もいます。これは「アルコール依存症」という病気で、意志が弱いわけでも性格がだらしないわけでもないので、本人を責めても解決しません。専門家による診療と家族の協力が必要です。アルコール依存症の診療を行っている精神科などの医療機関を受診していただくのがいいのですが、ご本人が受診を嫌がるようであれば、まずはかかりつけ医にご相談ください。

国際的にみて日本社会はお酒に寛容です。コンビニでは24時間いつでもお酒を買えますし、テレビではお酒のCMをやっていますし、「酒の上でのこと」として酔っぱらったときの失敗は許容されがちです。医学的なリスク以外にも飲酒運転やハラスメントなどの問題もあります。もっと広告規制や酒税の増税などの対策を行ってもいいのではないかと個人的には考えます。

※1 WHO ‘Alcohol’
https://www.who.int/substance_abuse/facts/alcohol/en/
※2 Brien SE et al., Effect of alcohol consumption on biological markers associated with risk of coronary heart disease: systematic review and meta-analysis of interventional studies., BMJ. 2011 Feb 22;342:d636.
※3 Rubin R, Effect of ethanol on platelet function., Alcohol Clin Exp Res. 1999 Jun;23(6):1114-8.
※4 GBD 2016 Alcohol Collaborators., Alcohol use and burden for 195 countries and territories, 1990-2016: a systematic analysis for the Global Burden of Disease Study 2016., Lancet. 2018 Sep 22;392(10152):1015-1035.
※5 Marugame T et al., Patterns of alcohol drinking and all-cause mortality: results from a large-scale population-based cohort study in Japan., Am J Epidemiol. 2007 May 1;165(9):1039-46.
※6 CDC Basics about FASDs’
https://www.cdc.gov/ncbddd/fasd/facts.html

# 7 ◎ 薬の用量・用法を守る

## 症状がないと薬を忘れやすい

高血圧、糖尿病、脂質異常症（高脂血症）といった病気は、症状がなくても治療が必要だとされています。考えてみたら不思議なことです。血圧や血糖や血中脂質の値がいくつであろうと、苦しかったり亡くなったりしなければ治療の必要はないはずです。「いやいや、血圧や血糖や血中脂質の値が高かったら、心筋梗塞や脳出血になりやすいでしょう。だから治療するのでは」とお思いのあなた、正解です。

高血圧、糖尿病、脂質異常症は、軽症であれば、まず食事療法や運動療法などで生活習慣を見直します。それでも改善しなければ薬を使うことになります。これらの病気に対する薬は、病気そのものを治すのではなくコントロールするだけの対症療法の薬です。かくいう私も高血圧の薬を飲んでいます。

こうした病気は自覚症状に乏しいためか、しばしば薬を飲み忘れてしまいがちです。

さらには自己判断で薬の服用を中断する患者さんもいます。飲み忘れた昨日のぶんを合わせて倍量を飲むという方もいました。あるいは薬の量を自分で調節する患者さんもいます。「昨日は血圧が低めだったので降圧薬を1種類減らして飲み、今日は高かったので昨日のぶんまで飲む」といった感じです。自分の病気を、自分の薬を、自分で管理したいというのは自然な気持ちです。しかし、**医師から特別な指示がある場合を除いて、何の薬だとしても自己流で薬の量を調節しないようにしましょう。**

## 何かあれば次の診察で相談

では、どうして自己流で薬の量を調節してはいけないのでしょうか。

例えば、高血圧を治療する目的は、心筋梗塞や脳出血などの将来の合併症を予防することです。高血圧は徐々に動脈硬化を進行させますが、よほどの高血圧でもない限り、数年から数十年といった長期的スパンの話で、目先の数字は相対的には重要ではありません。血圧が一時的に高いからと指示より多く薬を飲んだり、逆に血圧が低いからと薬を飲むのをやめたりしてもあまり意味がありません。数字が高かったり低かったりしても指示通り内服して血圧を記録し、次の受診のときに主治医に相談することをおすすめします。それから薬を調節しても遅くはありません。そもそも現在の薬は1日1回の内服ですむように長時間効果が保たれる工夫がされており、飲んでもすぐに効くわけではありません。

血圧は気軽に測れるせいか、気にする患者さんが多いものです。血圧が高くて心配になって時間外に受診される方もいます。確かに「高血圧緊急症」といって直ちに血圧を下げる治療をしなくてはならない病態もありますが、一時的な高血圧のほとんどは緊急治療の必要はありません。高血圧緊急症の目安は、血圧が180／120㎜Hg以上、かつ意識障害、頭痛、嘔気・嘔吐、胸痛・背部痛といった症状を伴うことです。

高血圧による症状がないか軽ければ、数値をあまり気にしないほうがいいでしょう。不安があると緊張して血圧は上昇し、高い血圧が不安を招く……。このような悪循環に陥らないため、多少の血圧上昇は気にしないように患者さんには説明しています。

一方、血糖値やコレステロール値は、血圧と違って自宅で測れません。だからこそ危険なことが起こり得ます。自覚症状がないために糖尿病の薬を飲み忘れることが多く、薬を飲まなかったために採血検査で血糖値が高かった場合に、医師が薬を増やしたらどうなるでしょう。薬が効きすぎて低血糖になるかもしれません。そんなことにならないように、医師や薬剤師は患者さんが薬をきちんと飲んでいるかどうかを確認しますが、余計な危険を招かないためにも、きちんと薬を飲むようにしてください。

その他、気管支喘息や心不全などは自覚症状をコントロールする目的で薬が処方されています。薬がうまく効いているときには自覚症状がないためか、やはり薬を自己判断で中止してしまう患者さんがいらっしゃいます。薬を中止したいときには主治医に相談してみましょう。病状によっては中止できるかもしれませんし、あるいは徐々に薬を減量できるかもしれません。いずれにせよ、自己判断で薬を中止するのはおすすめしません。

## 服薬順守割合と健康

当たり前のことですが、きちんと薬を飲む人は飲まない人と比べて様々な病気のリスクが低いことがわかっています。一例として、降圧薬の服薬順守割合と脳血管疾患の発症との関係を調べたメタ解析を紹介しましょう（※1）。

服薬順守割合は、調査対象期間の日数のうち、実際に薬を内服した日数の割合です。週に一度だけ薬を飲み忘れるのであれば、服薬順守割合は6÷7＝約86％です。合計で約135万人を対象とした18個の研究（うち17個がコホート研究）を統合したところ、**最も服薬順守割合が低いグループと比較して、服薬順守割合が高いグループの脳血管障害の発症の相対リスクは73％**でした。脳梗塞と脳出血に分けてそれぞれを解析しても、同様の傾向が見られました。服薬順守割合が20％増加するに従い、脳血管疾患のリスクが9％下がります。グラフを見ると、服薬順守割合が高ければ高いほど、脳血管疾患の相対リスクが下がることがよくわかるでしょう。他の薬と疾患でも同様の関係があります。

さらに、実薬（本当の薬）をきちんと飲むと死亡率が低下するのは当然ですが、とても興味深いことに服

**■降圧薬の服薬順守割合と脳血管障害の相対リスクの関係**

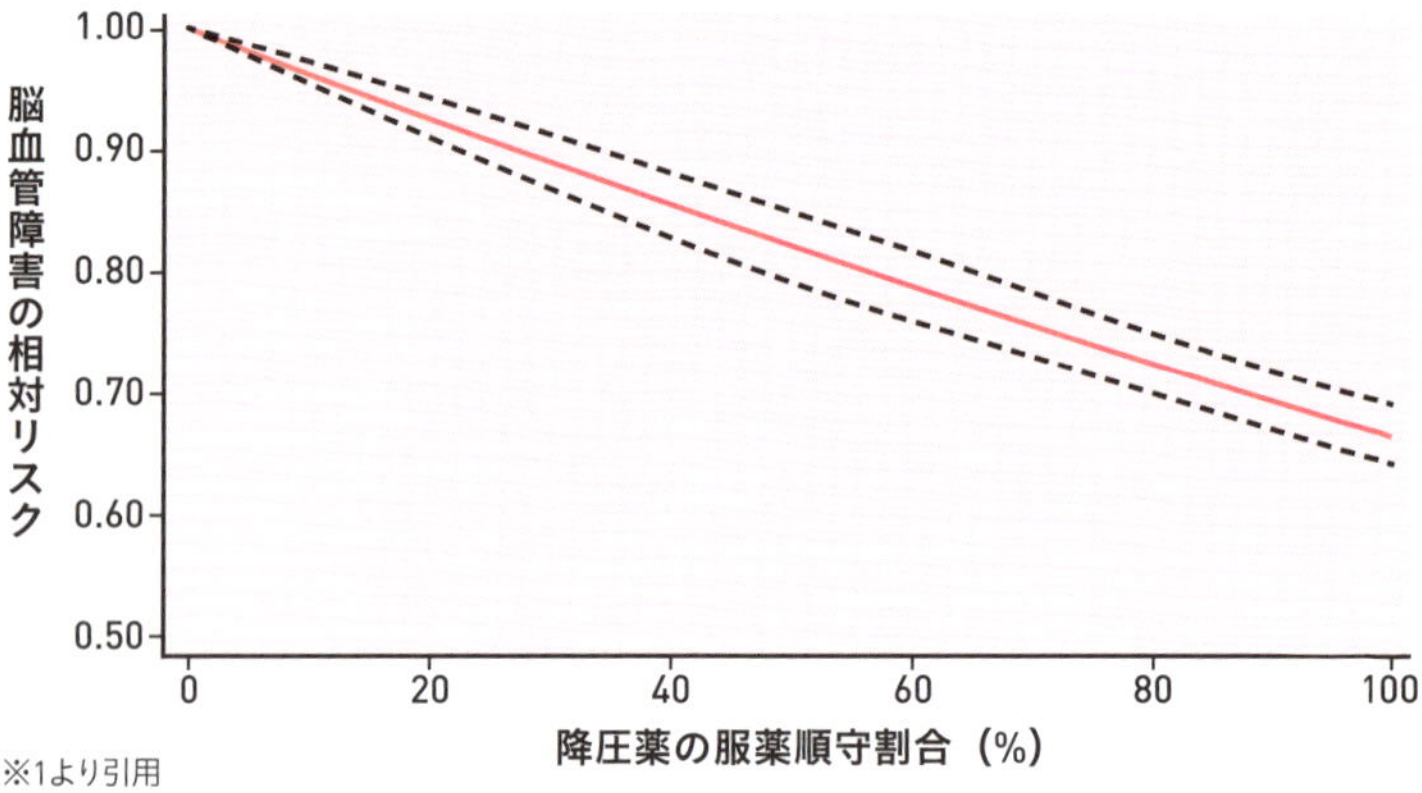


※1より引用

薬順守割合と予後のよさの関係はプラセボ（偽薬）でも観察できます（※2）。薬理学的には何の効果もない偽薬であっても、きちんと飲んだほうが死亡率は低いのです。

もちろん、プラセボが死亡率低下の直接の原因ではないでしょう。プラセボをきちんと服薬している人は、その他の健康面においてもよい行動をしている傾向があります。例えば、他の薬もきちんと飲んでいるとか、推奨されているがん検診やワクチンを受けているとかです（※3）。**降圧薬の服薬順守と脳血管疾患発症リスクの低下の関係も、純粋な降圧薬の効果だけではなく、きちんと服薬している人の健康的な行動の影響もある**でしょう。それを踏まえて考えると、病院で処方された薬はきちんと飲むほうが望ましいですが、それだけではなく他の健康的な行動も合わせて行ったほうがいいと思われます。

## 急性の病気でも自己流はNG

慢性の病気だけでなく、急性の病気でも自己流の薬の飲み方をする患者さんがいらっしゃいます。細菌感染症に対して処方された抗菌薬を全部は飲まずにとっておいて、次に熱が出たときに飲む方がいらっしゃいますが、これは二つの理由でよくありません。一つは、中途半端に内服することで最初の細菌感染症が治りきらず、抗菌薬が効きにくい耐性菌が生じる恐れがあること。もう一つは、熱が出たからといって抗菌薬が効く病気とは限らないことです。抗菌薬が処方された場合、途中で症状が改善しても飲み切るように指示されていることが多いはずです。用量・用法を必ず守りましょう。

風邪薬を風邪の予防目的で飲む方もいらっしゃいます。風邪薬や解熱薬は症状を緩和するための薬ですから予防には効きません。また、処方された薬を他の人にあげたり、逆にもらったりすることもしないでください。その薬が病状に合っていないかもしれませんし、思わぬ副作用が出るかもしれません。他の医療機関から薬が処方されている場合は、必ず医師に伝えてください。「お薬手帳」を利用するのが確実です。

## 薬は正しく飲みましょう

薬を正しく飲むことは、意外と難しいものです。

**多くの薬は「食後」に飲みますが、これは食事が終わって30分以内が目安。**食べ物が入っていると胃が荒れにくい、食後に飲むようにすると忘れにくい、といった理由からです。30分以内ですから、30分待たないといけないわけではなく、食べ終わってすぐに飲んでもかまいません。私は忘れてしまわないよう、朝食後すぐに薬を飲んでいます。

**「食前」は食事の30分前くらいに飲むものです。** 糖尿病の薬の中には **「食直前」** に飲む薬もあります。食べ物に含まれている糖質の消化を遅らせたり、インスリンの分泌をうながしたりして血糖値の上昇を緩やかにするのが目的です。

**間違いやすいのが「食間」です。食事中に飲むのではありません。食事と食事の間、例えば朝食を8時、昼食を12時にとるなら10時頃です。** 胃に食べ物がないほうが吸収がよいなどの理由ですので、厳密に食事と食事の間でなくとも、食事が終わって2時間ほど経てば飲んでもかまいません。

骨粗鬆症の薬の中には **「起床時」** に飲む薬があります。他の薬や食べ物と合わさると効果が落ちるためです。服用後30分は水以外の飲食を避けてください。

このように、いつ薬を飲むのかには、それぞれ理由があります。指示通り飲んでください。

それから、次ページの表のように食品と薬の飲み合わせが悪いこともあります。アルコールと飲み合わせがよくないというのは、単に「お酒で薬を飲んではダメ」という意味ではなく、酔っているときに飲んではいけないという意味です。

そもそも、お酒で飲んでよい薬はありません。薬は水で飲むのが原則です。ときどき水がなくても薬を飲めるという人もいますが、のどや食道を痛める恐れがありますので、水がなくても飲めるように特別に工夫された薬でない限りは、十分な量の水で飲んでください。

この他、**薬についての様々な疑問は、かかりつけ医か、薬剤師に尋ねてみてください。**医師に相談しづらい方は、薬剤師に相談するのがおすすめです。処方箋を薬局に持っていくと薬を受け取れますが、そのときに薬を調剤したり患者さんに説明したりする薬の専門家が薬剤師です。医師の書いた処方箋の内容が不適切ではないか、ミスはないかをチェックする役割も担っています。

## 薬は必要だから処方される

**■薬と食品のよくない飲み合わせ例**

| 薬 | 食品 | コメント |
|---|---|---|
| ワーファリン | 緑黄色野菜、クロレラ、青汁、納豆 | 食品中のビタミンKが薬の作用を減弱させる |
| カルシウム拮抗剤の一部、脂質異常症治療薬の一部、免疫抑制剤の一部 | グレープフルーツジュース | グレープフルーツの成分が薬物代謝を阻害して作用増強 |
| 睡眠薬の一部、糖尿病薬の一部 | アルコール | アルコールによる作用増強 |
| 抗菌薬の一部 | 牛乳 | 牛乳中のカルシウムが吸収を阻害 |
| 抗結核薬の一部 | チーズ | 薬がチーズに含まれるチラミンの分解を阻害 |

よく「薬を飲み続けると体に悪い」と言う人がいます。確かに薬には副作用があります。ただ、薬から得られる利益が副作用による害を上まわるときに薬は処方されるものです。

また、「いったん薬を飲み始めると、一生やめられなくなる」という誤解もありますが、生活習慣の改善で薬をやめることができる場合もありますし、ほとんどの場合は薬をやめても病状が悪化するわけではなく元に戻るだけです。

薬をきちんと飲むことは、病気や服薬の必要性の理解ともかかわっています。**主治医と良好な信頼関係があり、病気や薬についてコミュニケーションがとれていれば、薬の飲み忘れも少なくなるでしょう。**逆に、飲み忘れが多くて薬が余っていることは、医師・患者関係や薬・病態の理解に問題がある徴候かもしれません。主治医とよく相談することをおすすめします。

※1 Xu T et al., Adherence to Antihypertensive Medications and Stroke Risk: A Dose-Response Meta-Analysis., J Am Heart Assoc. 2017 Jul 25;6(7).
※2 Simpson SH et al., A meta-analysis of the association between adherence to drug therapy and mortality., BMJ. 2006 Jul 1;333(7557):15.
※3 Brookhart MA et al., Adherence to lipid-lowering therapy and the use of preventive health services: an investigation of the healthy user effect., Am J Epidemiol. 2007 Aug 1;166(3):348-54.

Column

# 2 ／ やさしいお医者さんを

適切な食事療法を行えず、糖尿病のコントロールがよくない患者さんの診療は難しいものです。患者さんも頭では理解していても、必ずしも適切な食事療法を行えるわけではありません。これを意志が弱いせいにしてしまうのは簡単ですが、現実はそれほど単純ではないのです。

以前、転居に伴って他院から紹介されてきた50代の女性の糖尿病患者・中村さん（仮名）から、初診時に「やさしい先生をお願いします」というリクエストがありました。

中村さんには十分な量の薬が投与されていましたが、検査結果や体重からは食事療法が十分に守られていないことがうかがえます。わざわざ「やさしい先生をお願いします」とリクエストされたというのは、これまでに厳しい医師にあたって、つらい経験をされたことがあるのかもしれません。

「受診するのがつらい」というのは、きわめてまずい状況といえます。叱られるのが嫌で受診せず、糖尿病を悪化させて救急車で運ばれる患者さんもいるからです。受診されなくなるくらいなら、ちょっとやそっと血糖コントロールが悪くても、まずは受診してもらったほうがマシでしょう。

目先の血糖値についてはほどほどにして、まずは医師・患者関係を築くことからはじめました。糖尿病教室には何度も通われ、運動療法や食事療法の重要さは十分に理解されていました。ただ、家事や仕事が忙しくて運動する時間もなく、配偶者も同様に多忙で、同居している配偶者の母とは折り合いが悪く、それらのストレスが過食につながっているようでした。

糖尿病の悪化を自己責任とする論調がありますが、臨床の現場をよく知らないがゆえの誤解です。中村さんに必要なのは、糖尿病に配慮できる余裕のある生活環境でした。何とか説得して短期間だけ入院してもらうと、血糖コントロールはみるみるよくなりました。家事や仕事から解放されると、過食をやめられるのです。退院後に血糖コントロールは若干悪化したものの、入院前に比べればよくなりました。入院時の体験が自信につながったのでしょう。

病気になっている人の中には、治療するだけの時間的・精神的・経済的な余裕のない方も多くいます。治療の前に、治療に集中できるだけの環境を整えることが大切なのです。

# 第3章

○

# できたら
# やっておきたい健康法

# 1 ○ 玄米や魚、野菜、果物をとる

## 玄米は本当に体にいいか

精製していない穀物を「全粒穀物」といい、玄米もその一つです。食物繊維やビタミン$B_1$やミネラルに富む胚芽や種皮などを失っていない玄米には、体によいというイメージがありますが、本当でしょうか？　この問いに答えるのは、なかなか難しいことです。

食品と健康の関係についてはよく調べられていますが、薬と違ってランダム化比較試験は少ないのです。もしもランダム化比較試験があったとしても、疾患や死亡そのものではなく、血圧や体重といった短期間で結果が出る代理指標で評価しているものがほとんどですから、**食品と健康の関係を知るにはコホート研究とそのメタ解析が中心**になります。

2017年のメタ解析で様々な食品と総死亡率の関連が調べられ、全粒穀物の摂取量が多いほど総死亡率が低いことが示されました（※1）。

下図の通り、**毎日30gの全粒穀物をとると、総死亡の相対リスクが0・92に下がります。**別の研究では、総死亡だけでなく全粒穀物の摂取と糖尿病・心血管疾患・がんといった疾患のリスク減少との関連が観察され、海外では全粒穀物の摂取をすすめる食事ガイドラインも多いです。この結果を見ると、玄米は体によさそうに思えます。

## 単純化できない理由

ただ、実際には、そんなに単純な話ではありません。一つは全粒穀物の摂取が、総死亡率の低下の直接の原因とは限らないからです。可能な範囲内で補正されていますが、別の要因が影響してい

■図1　全粒穀物摂取量と相対リスク（総死亡率）の関係

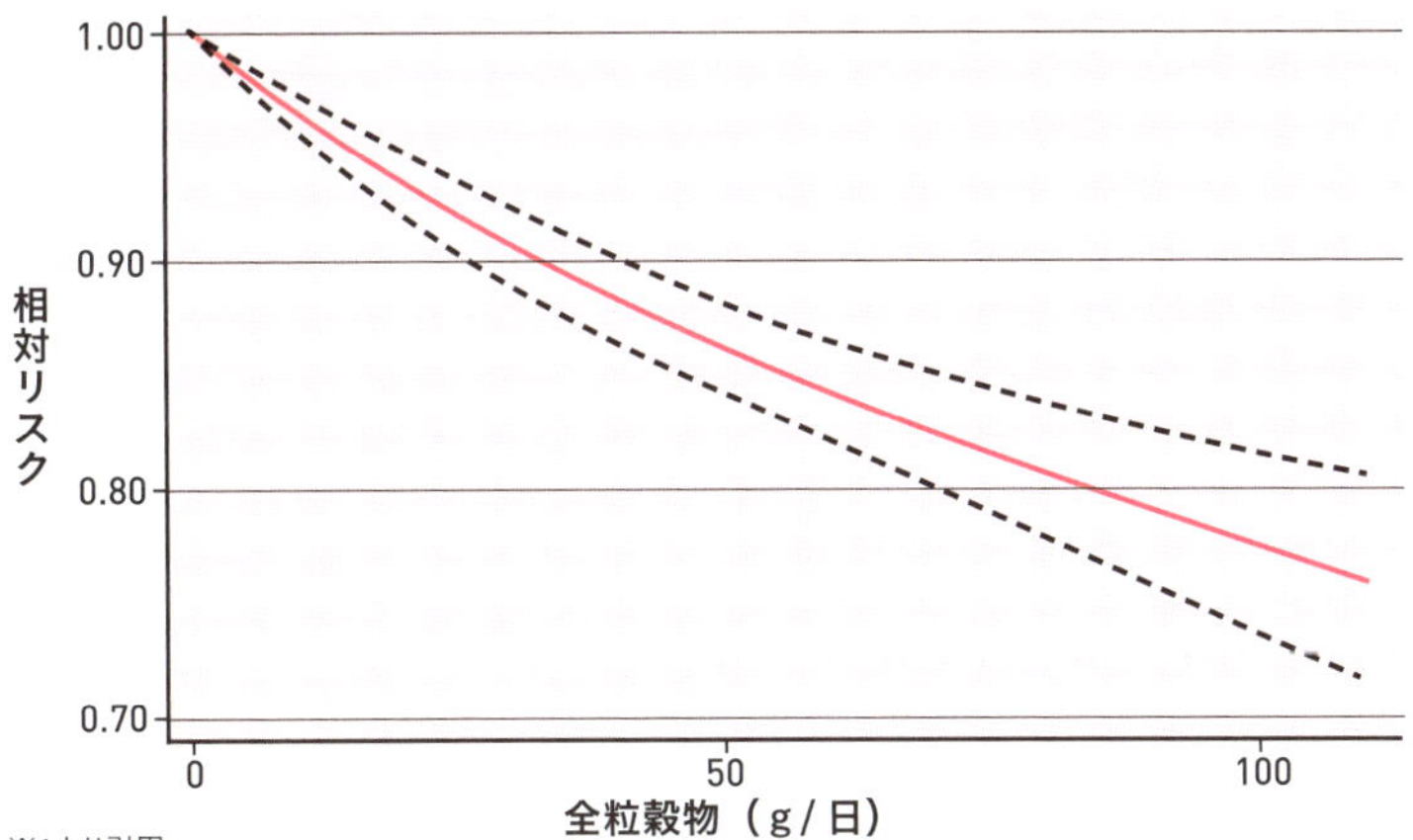


※1より引用

るかもしれません。例えば、全粒穀物を多く摂取する人が、同時に健康的な食事や生活習慣を行う傾向があるなら、それだけで全粒穀物の摂取と総死亡率の低下が関連します。

もう一つは、**このメタ解析の対象となった19の研究のほとんどが欧米で行われたもので、特に総死亡率の低下を示したのはアメリカ合衆国における研究が多かったからです。さらに全粒穀物の多くが玄米ではなく全粒粉パンや高食物繊維のシリアルといった麦類だと思われます。**

一つだけが同じアジアの中国で行われたものですが、全粒穀物と総死亡率に有意な関連は観察されませんでした（※2）。なお、この研究における全粒穀物はコーンミールとキビでした。

一方で、玄米にはヒ素が多いという報告もあり、日本人での玄米の摂取にあてはめていいかどうかは不明です（※3、4）。**病気の人や妊婦さん、子どもに適用するのはより慎重にする必要があります。**

「日本人集団における玄米と総死亡率の関連」を調べた研究があればいいのですが、私の探した限りではありません。ですから、他の研究から推測するしかないのです。

その推測は、玄米を擁護する立場に立てばこうなります。

「多くの研究で全粒穀物が体によいことが示されているのだから、玄米も体によいと考えるのが妥当だ。同じアジア人とはいえ日本人と中国人では食生活が異なるのだから、中国での研究はあまり参考にならないし、一つの研究だけで多くの研究の成果を覆すにはあたらない」。

反対に、同じように推測しても玄米に懐疑的な立場に立つとこうなるでしょう。

「中国の研究が参考にならないというなら、同様に欧米の麦類を中心とした全粒穀物の研究も参考にならないはずだ。玄米は白米と比べてヒ素が多いとする報告もある。玄米を主食として毎日食べることには潜在的なリスクがある」。

玄米が本当に体によいのか悪いのか、現在のところは誰にもわかりません。何かモヤモヤしますが、複雑なヒトを対象にした医学においてキッチリと白黒がつくことは、むしろ少ないのです。今ある情報から何が最善なのかを考えるしかありません。

個人的に、私は玄米は体によいだろうと考え、家では白米7に玄米3くらいの割合で混ぜて炊いています。ヒ素はあまり気にしていませんが、ときどき好みで雑穀米にしています。

## 野菜や果物、ナッツ、魚のこと

2017年のメタ解析において、全粒穀物以外には、野菜、果物、ナッツ、魚の摂取が総死亡率の低下と関連していました。玄米と同じように、それぞれ海外の研究を多く含んでいるので、日本人にどこまで適用できるかに注意は必要ですが、参考にはなるでしょう。

■図2　野菜摂取量と相対リスク(総死亡率)の関係

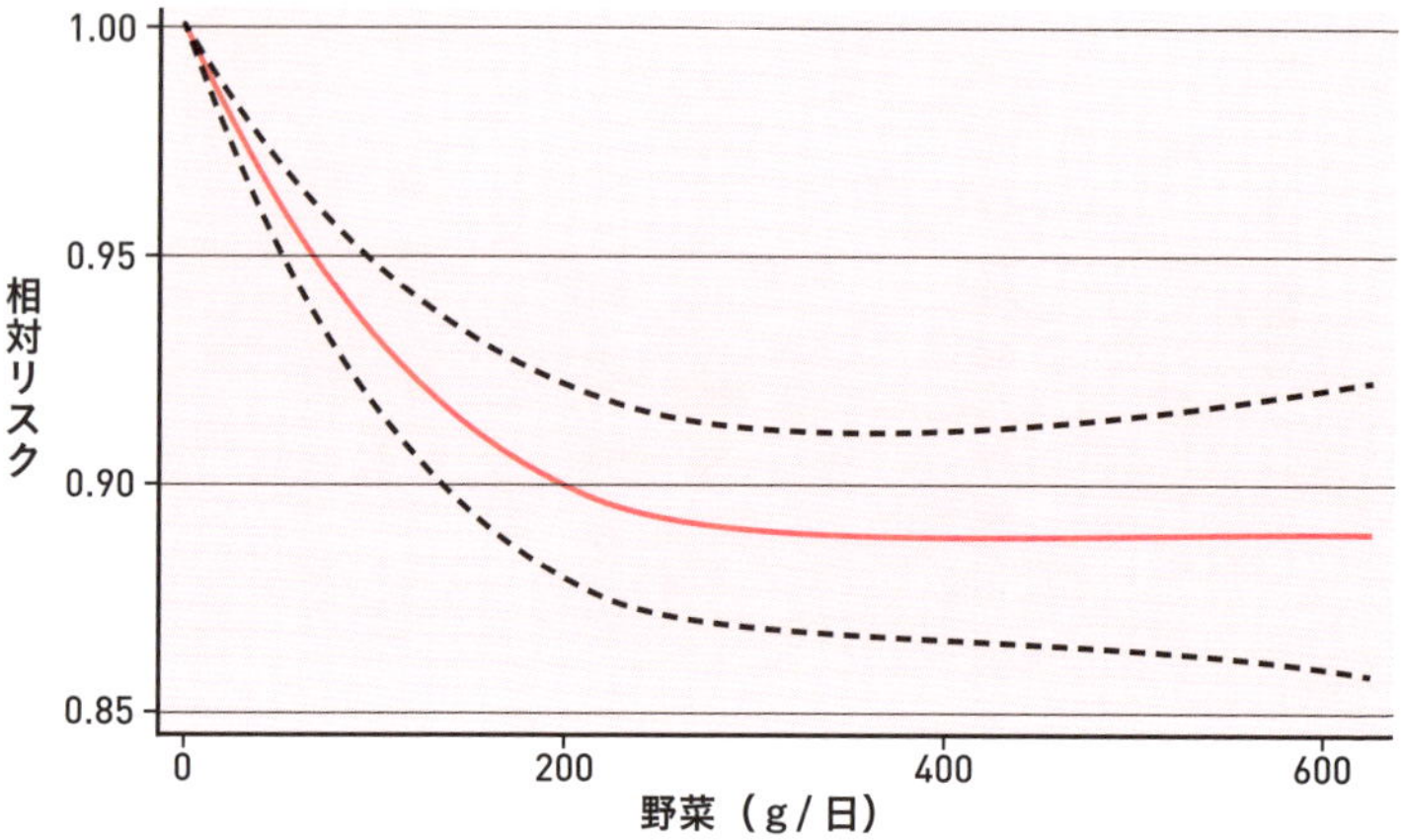


※1より引用

■図3　果物摂取量と相対リスク(総死亡率)の関係

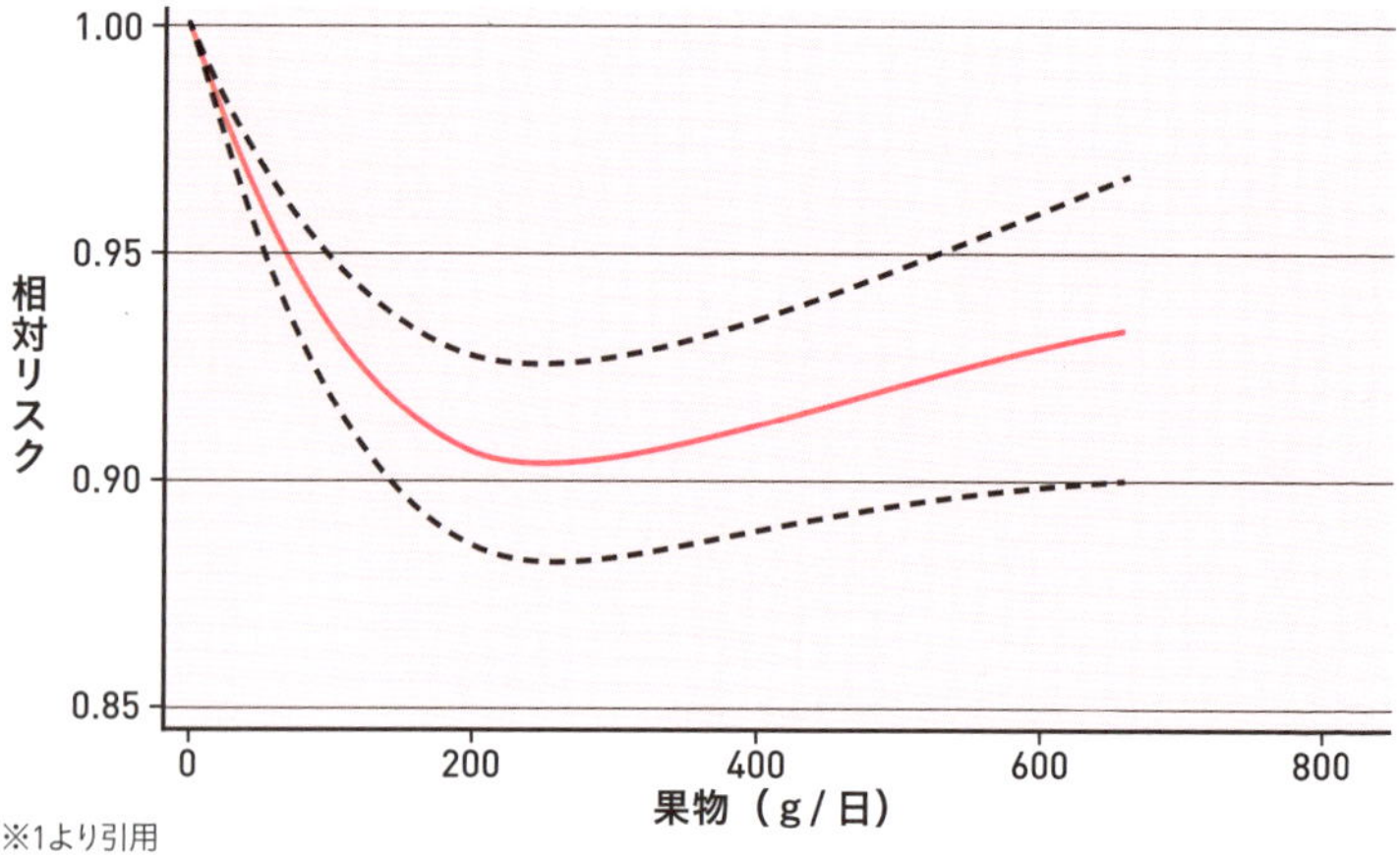


※1より引用

野菜については、「1日350g以上」というスローガンが有名です。右ページの図2を見ると、食べれば食べるほどよいというわけではなく、**300〜400gくらいまでの野菜摂取で総死亡率が減少**しますが、以降はあまり変わらないように見えます。ただ、食べすぎても悪影響はないとも解釈できます。

果物については、甘いので肥満の原因となり、体に悪いと思っている人も多いかもしれません。確かに果物には多くの糖分が含まれていますが、疫学研究では反対に肥満を減らすことが示されています（※5）。もちろん、日々の食事に加えて果物を食べればカロリー過剰になって太るでしょうが、果物の摂取によって満腹感を感じたり、微量の栄養素が脂質の代謝に影響を与えたりするようです。右ページの図3を見ると、**果物と総死亡率との関連では1日200〜300g程度がよさそう**です。

ちなみに、日本人の果物摂取量は平均すると1日に100gを少し超えるくらいですから、もっと食べたほうがよさそうです。ただし、果物のジュースでは肥満や糖尿病のリスクを上げる可能性があるので、あくまでも果実自体を食べてください。

糖質制限ブームのせいか、ナッツは健康的な食品とみなされることが増えました。139ページの図4を見ると、**ナッツは1日15〜20gくらいまでは総死亡率の低下と関連がありそう**

です。ただ、多く食べるなら、塩分を摂りすぎないよう無塩のものを選ぶといいでしょう。

魚も健康によいとされている食品で、メタ解析でも総死亡率低下と関連がありました。図5を見ると、**魚を1日に100g摂取することと総死亡率の相対リスク0・93が関連**しています。

私は魚が大好きなのでうれしいです。ただし、キンメダイやマグロなどの食物連鎖の上位にいる魚は水銀濃度が高く、妊娠中の女性、小さな子どもは注意が必要です（※6）。

## 参考程度がちょうどいい

**念を押しますが、こうした食品の摂取と総死亡率に関連があっても、因果関係が証明されているわけではありませんし、日本人に適用できるとは限りません。**こういった人の集団における食と健康の関係を研究する栄養疫学という分野でも、結果については一定の不確実性が伴います。ただ、「現在、手に入る情報によると体によさそう」とは言えますし、多くの健康書やテレビ番組がすすめる「〇〇が体にいい」というアドバイスよりはずっと信頼できます。

日々の食事については、環境や好みについても考慮する必要があります。私の家では、野菜は週末にまとめ買いします。3人家族で約7kgの野菜を1週間かけて消費すれば、昼食での野

■図4 ナッツ摂取量と相対リスク(総死亡率)の関係

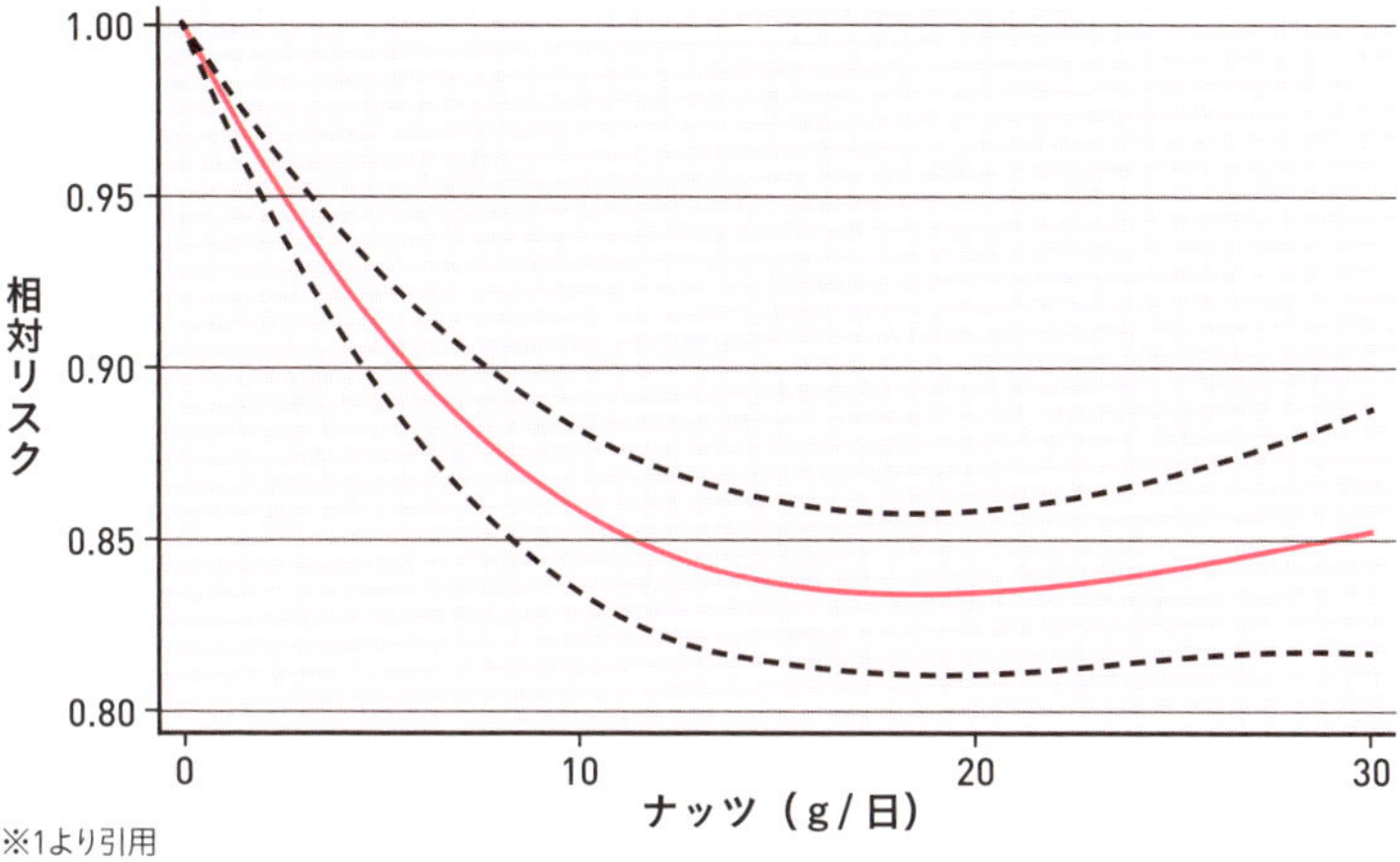


※1より引用

■図5 魚摂取量と相対リスク(総死亡率)の関係

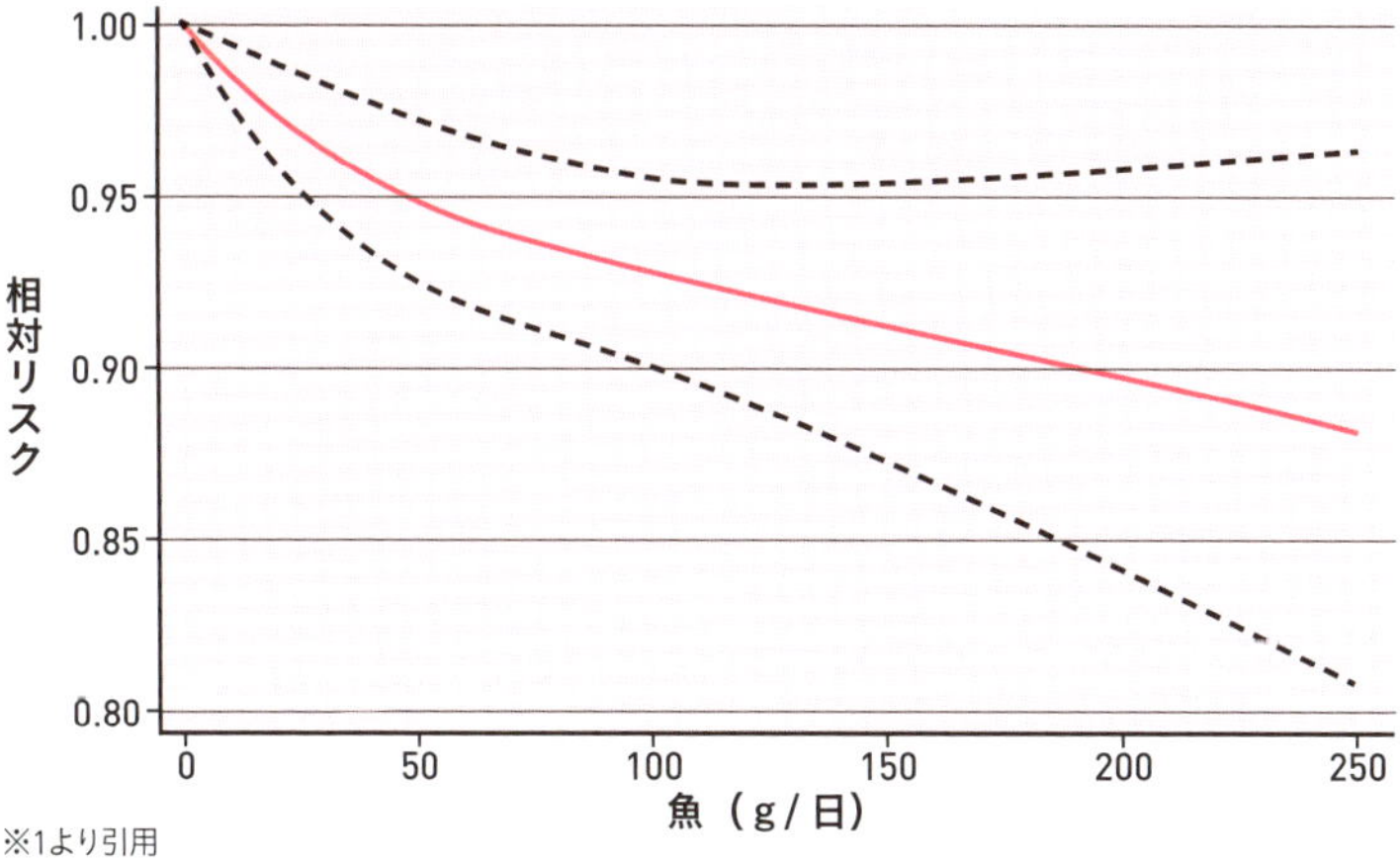


※1より引用

菜摂取と合わせると1日350gは楽々クリアです。しかし、一人暮らしなら、野菜を丸ごと買って消費するのは難しいので、カット野菜や冷凍野菜を足すなどの個別の工夫が必要です。

好みも大切です。体にいいからと嫌いなものを我慢して食べ続けるのはおすすめしません。食事は生活の質と直結します。玄米が嫌いなら食べなくてもいいのです。結果に不確実性が伴うことを考えればなおさらです。

疫学の成果を参考にしつつ、それぞれの環境や好みを考えながら、無理のない範囲内で体によいとされる食品を食べることをおすすめします。

※1 Schwingshackl L et al., Food groups and risk of all-cause mortality: a systematic review and meta-analysis of prospective studies., Am J Clin Nutr. 2017 Jun;105(6):1462-1473.

※2 Wang JB et al., Dietary components and risk of total, cancer and cardiovascular disease mortality in the Linxian Nutrition Intervention Trials cohort in China., Sci Rep. 2016 Mar 4;6:22619.

※3 Narukawa T et al., Determination of sixteen elements and arsenic species in brown, polished and milled rice., Anal Sci. 2014;30(2):245-50.

※4「食品中のヒ素に関するQ＆A」農林水産省 http://www.maff.go.jp/j/syouan/nouan/kome/k_as/qa.html

※5 Sharma SP et al., Paradoxical Effects of Fruit on Obesity., Nutrients. 2016 Oct 14;8(10). pii: E633.

※6「魚介類に含まれる水銀について」厚生労働省 https://www.mhlw.go.jp/topics/bukyoku/iyaku/syoku-anzen/suigin/

# 2 ○ 赤肉や加工肉、熱い物は控えめに

## 食べすぎ注意の赤肉や加工肉

積極的にとりたい食品がある一方で、避けたほうが無難な食品もあります。週刊誌などでは「絶対に食べてはいけない」なんてセンセーショナルな特集をやっていますが、そんな食品はありません。あくまで「避けたほうが無難」な程度です。

前項でも紹介した2017年のメタ解析では、**赤肉と加工肉について、摂取と総死亡率の増加との関連が示されています**（※1）。赤肉とは、哺乳類から得られる肉のことを指します。日本では、ほぼ豚肉と牛肉のことですが、羊や山羊の肉も赤肉です。鶏肉は赤肉ではありません。赤肉を多く消費することと総死亡率の増加が関連していて、次のページの図1からは直線的な関係が見てとれます。

■図1　赤肉摂取量と相対リスク(総死亡率)の関係

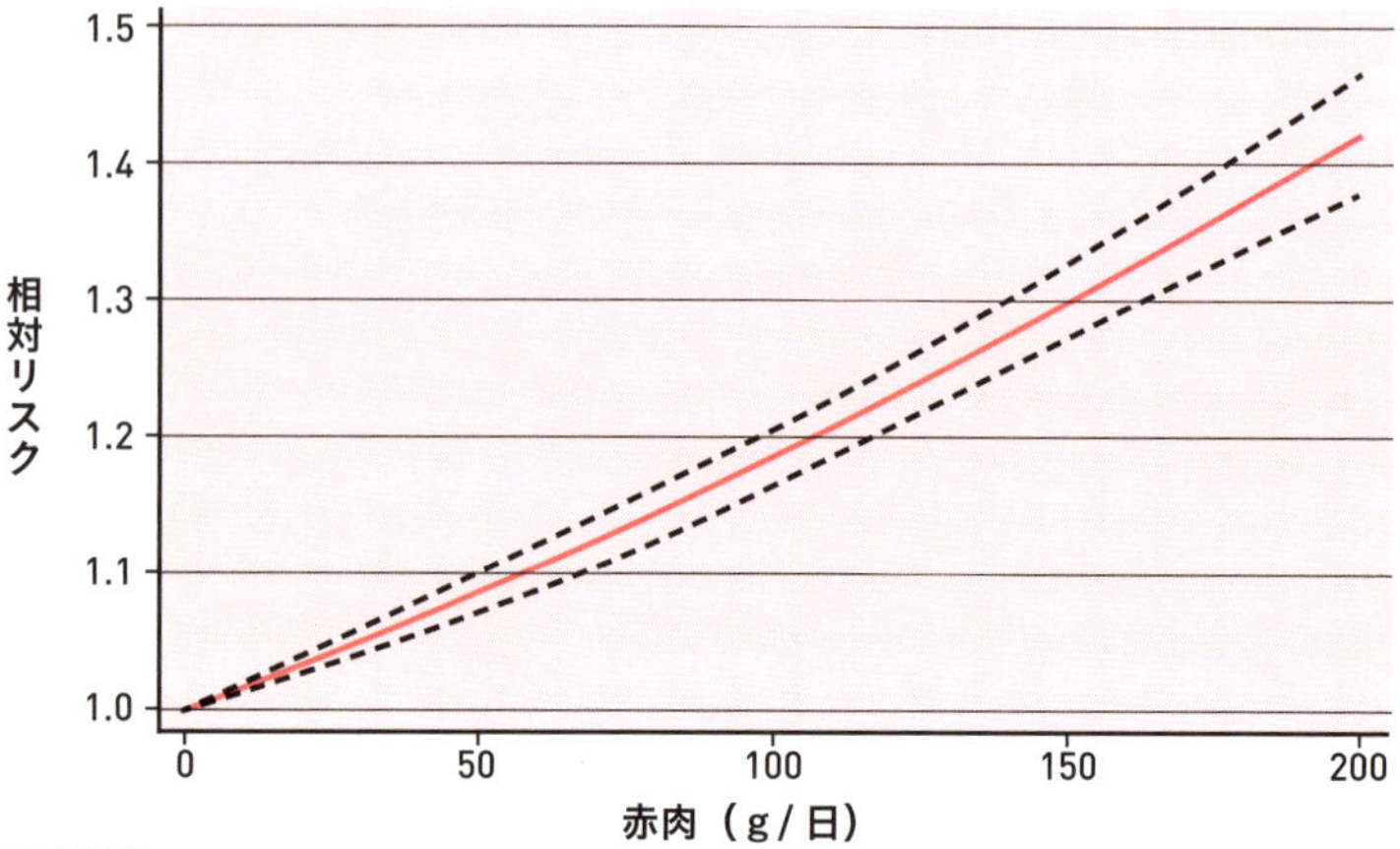


※1より引用

■図2　加工肉摂取量と相対リスク(総死亡率)の関係

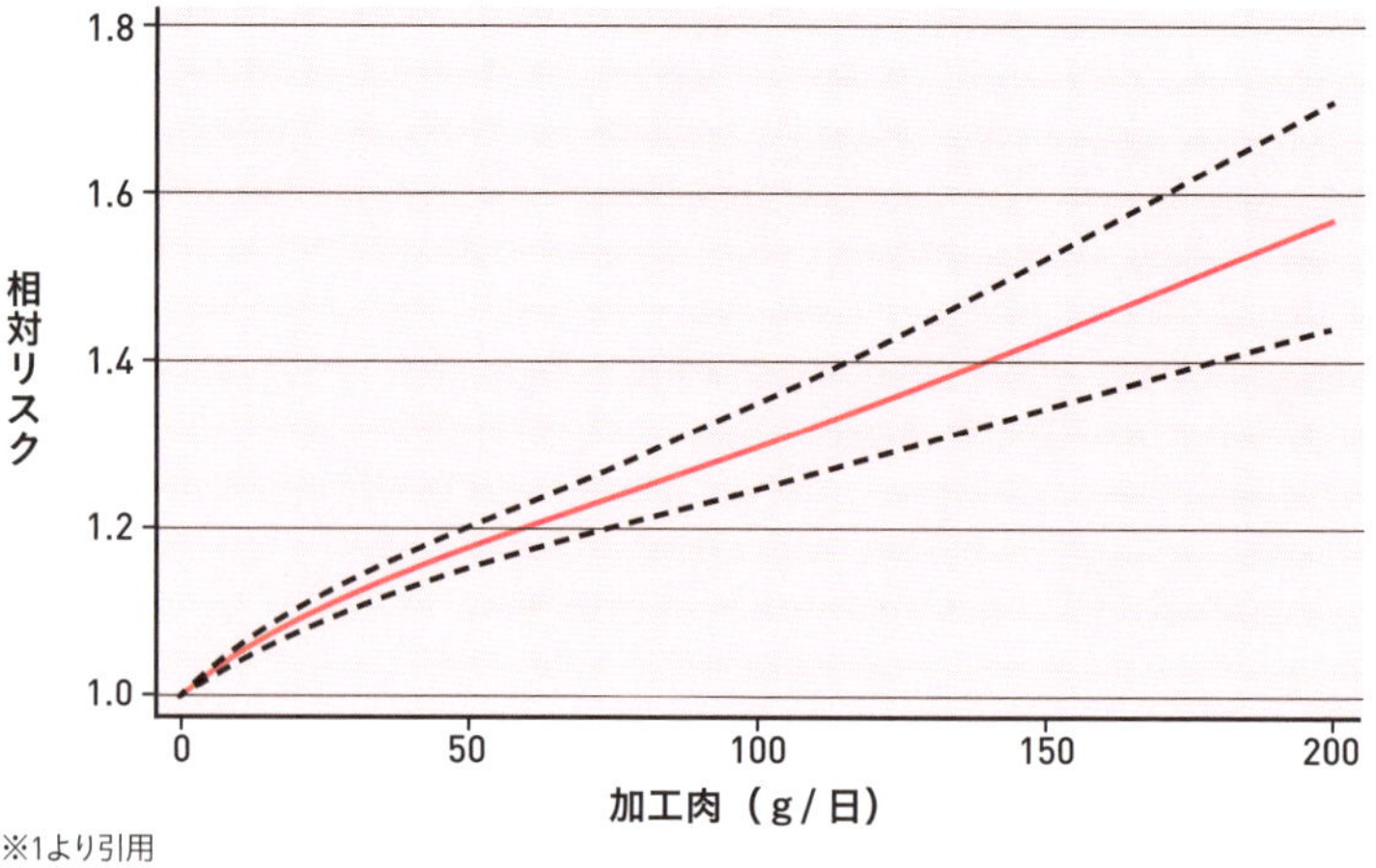


※1より引用

加工肉とは、ハムやベーコンやソーセージやサラミなどのことです。加工肉を多く消費することも、総死亡率の増加と関連しています。右ページの図2の通り、やはり消費量が多いほど、総死亡リスクは高くなっていました。

赤肉と加工肉のリスクは、以前からよく知られています。2015年にIARC（国際がん研究機関）が、赤肉は「おそらく人に対して発がん性がある（Group 2A）」、加工肉は「人に対して発がん性がある（Group 1）」と発表したことは広く報道されたので覚えている方もいるでしょう（※2）。赤肉と加工肉の摂取が大腸がんのリスクを上げることは、海外の研究では一貫して示されています。

ところが、**日本では微妙なところで、女性においては赤肉の摂取と大腸がんの関連が、男性においては鶏肉を含めた肉類の摂取と大腸がんの関連が見られました。しかし、加工肉については男女ともに大腸がんのリスクの上昇は見られませんでした。**日本人の集団では、もともと赤肉や加工肉の摂取量が少なく、そのために影響が小さいのではないかと思われます。

赤肉や加工肉の摂取は大腸がんだけではなく心血管疾患とも関連しますが、やはり地域によってかなり差があります（※3）。アメリカ合衆国においては赤肉や加工肉の摂取は有害といえますが、日本においては「たくさん食べすぎないほうがいいでしょう」といったところではないかと個人的には考えます。肉は、私たちの体に欠かせないたんぱく質やビタミンB、鉄分を豊富に含みます。そして何よりも美味しいです。赤肉や加工肉を食べまくるのはおすすめしませんが、健康・長寿のために肉を諦めるのは割に合わないように思います。

## 卵、乳製品、精製穀物、熱い物

ちなみに、2017年のメタ解析では、**卵は1日60gの摂取で総死亡リスクの10%の増加と関連していましたが、60g未満では関連はありません。**1日1個未満なら大丈夫なようです。**乳製品（牛乳含む）は、250～300gでわずかに総死亡率が減少しているように見え、750gまでは有害性を示さず、1000g以上で総死亡リスクの15%の増加と関連していました。**日本人で、ここまでたくさん摂取している人はほとんどいないでしょう。日本人はカルシウムが不足しがちなので、アレルギーなどがなければ積極的に摂取してもいいと思います。**精製された穀物と総死亡率との間に関連は認められませんでした。**白米をはじめとした精製された炭水化物は体に悪いとされることが多いので、意外な結果でした。ただ、あくまで欧米を中心とした観察研究の結果ですので、日本人にあてはまるかどうかは慎重に考えてください。

その他、熱い食べ物や飲み物は避けたほうがよさそうです。国立がん研究センターの「日本人のためのがん予防法」では、飲食物を熱い状態でとらないことが推奨されています（※4）。熱い飲食物は食道粘膜を傷つけ、食道がんの原因になります。海外の研究を中心としたメタ解析では、**熱い飲食物の消費は約1・8倍の食道がんのリスクと関連**していました（※5）。

## 塩分の摂取量は控えめに

前述の「日本人のためのがん予防法」では、「塩蔵食品、食塩の摂取は最小限に」ともすすめています。食塩や塩蔵食品は胃がんのリスクを上げます。食事と胃がんの関係を調べたメタ解析によると、**塩分の過剰摂取が約1・1倍、高塩分食品が約1・5倍の胃がんリスクと関連**することが示されました（※6）。塩分摂取は、高血圧の要因にもなります。

厚生労働省「日本人の食事摂取基準」では、食塩は男性8g未満、女性7g未満が目標量で、日本高血圧学会のガイドラインによると高血圧の場合は6g未満が目標量です。

塩分摂取量と総死亡率の関係については議論があります。4つの研究を統合したメタ解析では塩分摂取量と総死亡率はJ字型、つまり塩分摂取量が多すぎても少なすぎても総死亡率が高くなる関係が観察されました。しかも、最も死亡率が低かったのは食塩相当量で1日10・2〜12・7g（ナトリウムで4〜5g）だったのです（※7）。そのまま解釈すれば、厚生労働省が目標とする程度の減塩が、逆に死亡を増やすかもしれないことを示しているように見えます。

ところが、この研究は塩分摂取量の測定方法などに問題があったことが指摘されました。より正確な塩分摂取量に基づいた別の研究では、厚生労働省の目標値、あるいはそれ以下のほうが死亡率は低くなることが示されたのです（※8）。ですから、いくつかの研究だけで「食塩を1日10g摂取しても大丈夫」などと考えないほうがいいと私は思います。

## 個々に適した食事が一番

食塩と総死亡率に限らず、食事と健康の関係は複雑で、研究によって矛盾したような結果が出ることはよくあります。様々な研究の長所・短所を考慮し、現状や食文化にも配慮した上で、目標値やガイドラインはつくられます。新しい研究によって変更することもあるでしょう。

個人レベルでは、さらに多様性が増します。親族の多くが高血圧性疾患で亡くなっている場合は、塩分制限を厳しめにしたほうがいいでしょう。でも、仕事や運動、季節によって大量に汗をかくときに厳しい塩分制限をすると、かえって危険です。食事については単純な「普遍のルール」というものはなく、**個々の疾患リスク、生活スタイル、状況、価値観によって、それぞれに適した食事があるのだと私は考えます。**日本人なら厚生労働省の「食事バランスガイド」を参考にし、何かの持病があるなら主治医に相談するのがおすすめです。

※1 Schwingshackl L et al., Food groups and risk of all-cause mortality: a systematic review and meta-analysis of prospective studies., Am J Clin Nutr. 2017 Jun;105(6):1462-1473.
※2「赤肉・加工肉のがんリスクについて」国立がん研究センター https://www.ncc.go.jp/jp/information/pr_release/2015/1029/index.html
※3 Wang X et al., Red and processed meat consumption and mortality: dose-response meta-analysis of prospective cohort studies., Public Health Nutr. 2016 Apr;19(5):893-905.
※4「日本人のためのがん予防法」国立がん研究センター https://epi.ncc.go.jp/can_prev/93/7957.html
※5 Chen Y et al., Consumption of hot beverages and foods and the risk of esophageal cancer: a meta-analysis of observational studies., BMC Cancer. 2015 Jun 2;15:449.
※6 Fang X et al., Landscape of dietary factors associated with risk of gastric cancer: A systematic review and dose-response meta-analysis of prospective cohort studies., Eur J Cancer. 2015 Dec;51(18):2820-32.
※7 Mente A et al., Associations of urinary sodium excretion with cardiovascular events in incividuals with and without hypertension: a pooled analysis of data from four studies., Lancet. 2016 Jul 30;388(10043):465-75.
※8 Cook NR et al., Sodium Intake and All-Cause Mortality Over 20 Years in the Trials of Hypertension Prevention., J Am Coll Cardiol. 2016 Oct 11;68(15):1609-1617.

# 3 手洗い、うがい、マスクで風邪予防

## 社会的コストの高い風邪

風邪は身近な病気です。風邪をひいたことがない人はいないでしょう。健康な人が風邪で命を落とすことはまずありませんが、社会や生活に及ぼす悪影響は馬鹿になりません。

確かに、がんや心血管疾患は命にかかわる怖い病気です。ただ、がんや心血管疾患には一生ならない人もいますし、万が一なったとしても一生にそう何度もなるわけではありませんが、風邪は違います。一生涯に風邪は何度もひき、そのたびに咳や鼻水や喉の痛みや熱に苦しみ、仕事や学業に差し障り、受診や薬の購入にお金がかかります。**アメリカ合衆国の研究では、風邪のせいで生じる社会的損失は年間４００億ドル**にも達するとか（※1）。

では、そんな風邪を予防する方法はないのでしょうか。残念ながら、風邪にはインフルエン

ザと違ってワクチンがありません。インフルエンザと風邪の違いの一つは、インフルエンザがインフルエンザウイルスという単一の病原微生物が引き起こす病気であるのに対し、風邪は単一の病原微生物が引き起こすものではなく様々なウイルスや細菌が原因になることです。だから、ワクチンをつくることができません。

## 一番のおすすめは手洗い

風邪予防には、手洗い、うがい、マスクとよくいわれます。一番のおすすめは手洗いです。「風邪は、くしゃみや咳によって病原微生物が空気中にばらまかれることで感染するので、手は関係ない」と誤解している人もいますが、風邪は接触感染します。

例えば、風邪をひいた人が手で鼻や口を押さえてくしゃみをすると、手に風邪の病原微生物が付きます。その手でドアノブを触ると、ドアノブに病原微生物が付きます。健康な人がドアノブを触り、その手で目や鼻をこすると感染が成立します。CDC（アメリカ疾病管理予防センター）のサイトには「洗っていない手で口や鼻や目を触るな」と書いてあるほどです（※2）。

主にSARS（重症急性呼吸器症候群）が流行したときに得られた7つの観察研究を統合した

メタ解析では、**手洗いをすることで呼吸器のウイルス感染をおおよそ半分に抑えられる**ことが示されています（※3）。手洗いのいいところは、コストが小さいところ、手荒れがひどいなどの個々の事例を除けば害がほとんどないところ、呼吸器感染以外の感染症も予防するところです。手洗いは感染症対策の基本といえます。

ただ、正しい手洗いは割と難しいです。さっと指先を濡らすくらいでは風邪の予防にはなりません。流水と石けんを使って、指先、手のひら、手の甲、指の間、手首を丁寧に洗います。流水での手洗いが難しいときは、アルコールを含んだ手指消毒薬でもかまいません。消毒薬も同様に指先から手首までまんべんなく擦り込みます。

## うがいは水道水で時間をかけて

風邪予防を目的としたうがいは海外ではあまり行われていませんが、日本で行われたランダム化比較試験では、水によるうがいが風邪を予防するという結果が出ました（※4）。

18〜65歳の健康な参加者387人を、〈水うがい群〉、〈ヨードうがい群〉、〈通常ケア群（対照群）〉の3群にランダムに振り分け、60日間追跡し、上気道感染症（おおむね風邪と同じ）

の発症数を比較しました。

結果、下図の通りに**〈水うがい群〉は〈対照群〉と比較して、上気道感染症が4割弱ほど減少。**〈ヨードうがい群〉でも1割ほど減りましたが、有意差はありませんでした。明確な理由はわかりませんが、ヨード系消毒薬が正常な細菌の集団を殺すからとか、正常粘膜を障害するからだと思われます。

この研究では、20mlの水で1回15秒間、3回1セットのうがいを、1日に少なくとも3セット行いました。実際にうがいをしてみるとわかりますが、15秒間って長いです。

うがいが風邪を予防しなかったというランダム化比較試験もあります。カナダの大学生が対象で、うがいは30mlの水で30秒間、1日2回で

■各群における風邪の累積発生率

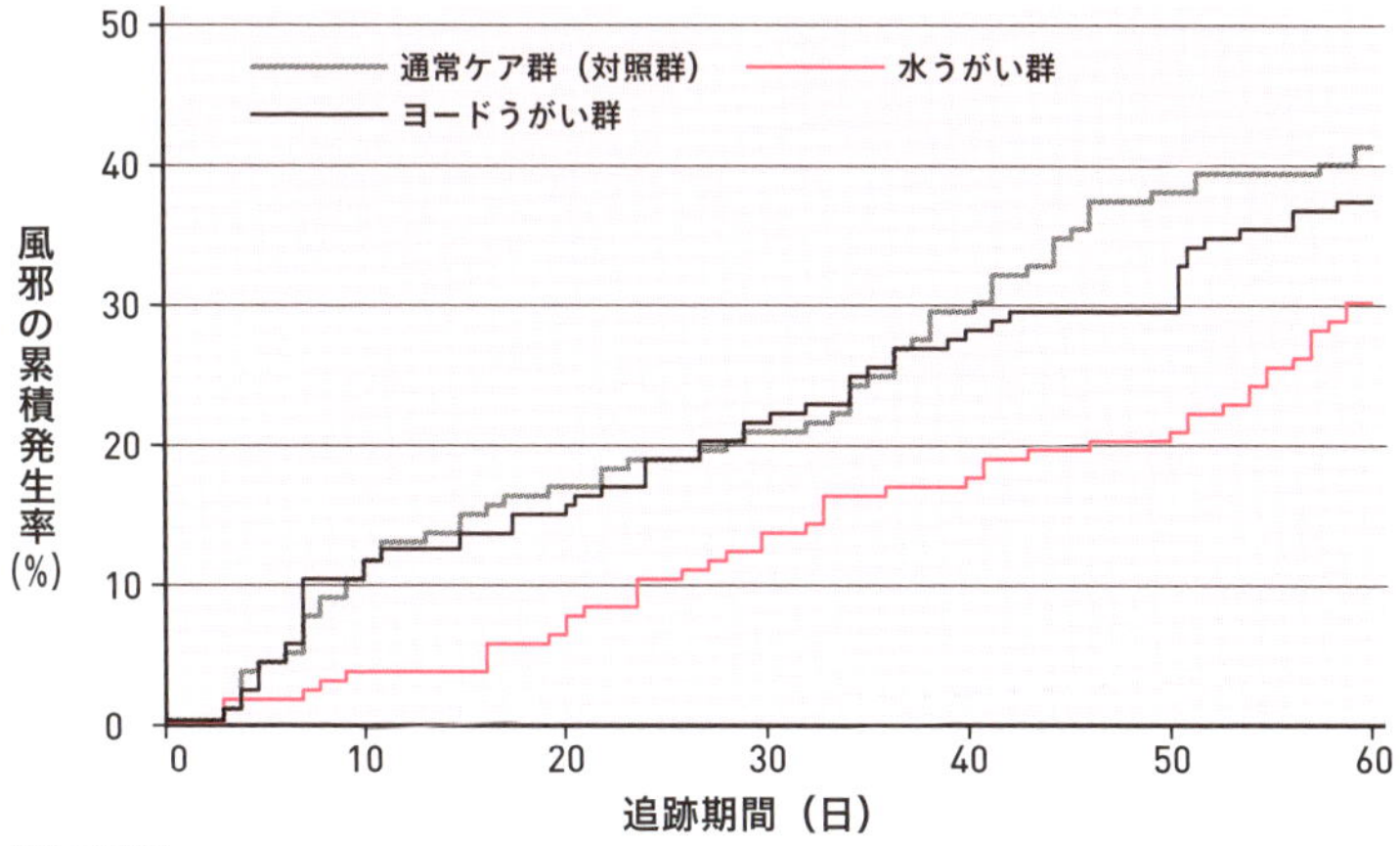


※4より引用

す（※5）。

1日2回では不十分なのかもしれません。あるいは、カナダの大学生はうがいに慣れておらず、下手だった可能性もあるのではと個人的には考えます。いずれにせよ、うがいによる風邪予防には不確実な面もあることをご承知ください。現在言えるのは、風邪予防を目的にうがいをするなら、水道水で十分に時間をかけてやったほうがいいということです。

## マスクは正しく装着を

風邪予防を目的としたマスク装着も、海外ではあまり行われていません。日本の地下鉄などでみんながマスクをしているのは、外国人には奇異に見えるのだそうです。「ウイルスはマスクの間をすり抜けてしまうので予防にはならない」という意見もあります。

ただ、マスクが上気道感染を予防するというメタ解析もあります。7つの観察研究を統合したところ、**マスクが上気道感染を7割くらい予防する**ことが示されました（※3）。小さなウイルス粒子を通す普通のマスクでも、大きな飛沫だけでも通さなかったり、鼻の保湿効果を高めたりして予防効果を発揮するのかもしれません。

**ただし、マスクの予防効果を確認できなかったランダム化比較試験がある**ことも述べておかないと不公平でしょう（※6）。観察研究よりもランダム化比較試験のほうがエビデンスレベルは高いのですが、「マスクは風邪予防には効果がない」とは言えません。研究ごとに条件の違いがありますし、対象者が少なければ効果があっても検出できないことがあります。矛盾するような結果が並行して出ることは珍しくありません。こういうときは総合的に判断します。

観察研究ではおおむね一貫して予防効果が示されており、マスクは風邪の予防に一定の効果があると考えるのが妥当だと私は思います。私と意見が異なる専門家もいるかもしれませんが、現時点ではどちらが間違っているとは言えないのです。マスクも害はほとんどありませんので、効果が不確かなことを承知の上でマスクをするのは悪くないでしょう。

マスクにも正しい着け方、外し方があります。まず、きっちり鼻まで覆うこと。ウイルスは鼻から感染しますので、鼻がむき出しではマスクをする意味がありません。できるだけマスクと顔の間に隙間ができないよう、顔に密着するように装着します。

また、マスクの外側には病原微生物が付いているとみなすべきです。マスクの外側を触った手で目をこすったら感染する可能性があります。マスクを外すときは、耳にかけている紐だけを触ってはずします。再利用はしません。

## ビタミン剤と空間除菌

ビタミンCが風邪の予防に有効という話もよく聞きます。でも、残念ながら、メタ解析では**普通の生活を送っている人がビタミンCを摂取しても風邪の予防になることは示されませんでした**（※7）。ただし、マラソンやスキーなどの激しい運動を行う人に限れば、風邪を約半分に減らします。常識的な量のビタミンCには害はほとんどありませんので、運動を行う人はもちろん、普通の人でも好みで摂取してもよいでしょう。

ビタミンDも風邪予防の効果が検証されています。うがいが風邪予防に効果を示さなかったカナダの大学生を対象にしたランダム化比較試験では、同時にビタミンDの風邪予防効果も検証しています（※5）。週に1回、10000IUのビタミン$D_3$のカプセルを服用すると、プラセボと比較して、自己申告の上気道感染症状は約0・8倍と少ない傾向にありました。ただし、統計学的有意差はありません。

この研究を含むメタ解析でも、上気道感染症を減らす傾向はあるものの有意差はなく、ビタミンDの風邪予防の効果は微妙、といったところです（※8）。有害事象として高カルシウム血症が報告されており、少なくとも風邪予防が目的なら、**ビタミンDはサプリメントに頼らず、食事から摂取したほうが無難**だと考えます。

その他、空間除菌と称する、首にかけたり据え置いたりするタイプの製品があります。「二酸化塩素などの化学物質を放出して空気中のウイルスを除去する」という触れ込みですが、私の知る限りでは、風邪やインフルエンザを予防する明確なエビデンスはありません。実験室レベルではウイルスが除去されることは確認されているのでしょうが、実際の生活空間で感染を予防する効果があるかどうかは別問題です。この**空間除菌は、安全性や効果が検証されるまでは、おすすめしません。**感染予防効果を発揮する濃度の化学物質に人体が長時間さらされて本当に安全性に問題がないのか、個人的には懸念を感じます。

## 風邪をひいたら休みましょう

そして、どんなに予防しようとしても、風邪をひくときはひきます。もし風邪をひいたら、仕方がないので休みましょう。

前述のように、風邪のひきはじめに内科を受診する方がいますが、他の病気に感染するリスクもありますから、おすすめしません。**風邪のつらい症状を和らげる薬はありますが、風邪の悪化を防いだり、早く治したりする薬はありません。**抗菌薬（抗生物質）や点滴は風邪には効きません。風邪に似た別の病気の初期症状という可能性はありますが、症状が軽いうちは医師にも区別がつかないのです。

薬局で販売されている風邪薬について、あたかも早めに飲んだおかげで効いたかのように思わせるCMがあります。また、仕事を休めない人に風邪薬をすすめているCMもあります。そうしたCMが、「風邪をひいたら早めに薬を飲んで治してしまおう」という風潮をつくりだしている面があるのではないかと私は思います。

医学的には風邪薬の必要性は高くありませんが、風邪で受診した患者さんには症状に応じて、鼻水には抗アレルギー剤、咳には咳止め、喉の痛みや発熱には解熱鎮痛薬を処方することもあります。薬局でも同系統の薬は販売されていますので、症状に応じて利用するのもいいでしょう。ただ、私は風邪をひいたときにあまり薬を飲みません。発熱に対して安全性の高い「アセトアミノフェン」という解熱薬くらいは使うかもしれませんが、基本は寝て治します。

まとめると、風邪の予防法としては手洗い、水道水によるうがい、マスク装着くらいまでなら意味がありそうです。そして、風邪をひいたら、家でゆっくり休むのが一番です。医学的に風邪を予防するだけでなく、風邪をひいたら気兼ねなく休めるような社会環境をつくっていくことも大事ではないでしょうか。

※1 Fendrick AM et al., The economic burden of non-influenza-related viral respiratory tract infection in the United States., Arch Intern Med. 2003 Feb 24;163(4):487-94.
※2 CDC Common Colds: Protect Yourself and Others'
https://www.cdc.gov/features/rhinoviruses/index.html
※3 Jefferson T et al., Physical interventions to interrupt or reduce the spread of respiratory viruses., Cochrane Database Syst Rev. 2011 Jul 6;(7):CD006207.
※4 Satomura K et al., Prevention of upper respiratory tract infections by gargling: a randomized trial., Am J Prev Med. 2005 Nov;29(4):302-7.
※5 Goodall EC et al., Vitamin D3 and gargling for the prevention of upper respiratory tract infections: a randomized controlled trial., BMC Infect Dis. 2014 May 19;14:273.
※6 Jacobs JL et al., Use of surgical face masks to reduce the incidence of the common cold among health care workers in Japan: a randomized controlled trial., Am J Infect Control. 2009 Jun;37(5):417-419.
※7 Hemilä H and Chalker E., Vitamin C for preventing and treating the common cold., Cochrane Database Syst Rev. 2013 Jan 31;(1):CD000980.
※8 Vuichard Gysin D et al., Effect of Vitamin D3 Supplementation on Respiratory Tract Infections in Healthy Individuals: A Systematic Review and Meta-Analysis of Randomized Controlled Trials., PLoS One. 2016 Sep 15;11(9):e0162996.

# 4 食中毒のリスクを回避する

## 腸管出血性大腸菌の怖さ

日本では、**2012年から牛の生レバーを生食用として販売・提供することが禁止**されました。O157などの腸管出血性大腸菌による食中毒が発生し、死亡者も出たからです。腸管出血性大腸菌は牛の腸管内に生息していますが、胆管を通じてレバー内にも入り込むため、生で食べることを禁止するしか、今のところ食中毒を予防する手段がありません。どんなに新鮮でもリスクはあります（※1）。この腸管出血性大腸菌は少ない菌数でも感染を起こします。症状には個人差がありますが、汚染された食物を食べると4〜8日間の潜伏期間の後、腹痛・下痢の他、「腸管出血性大腸菌」の名前の通り血便を起こすことがあります。また、数%は「溶血性尿毒症症候群」といって溶血性貧血や腎不全を起こし、ときには死に至ります。感染者の便を介して二次感染を起こすこともあります。

食文化を守る観点から、一律の生レバー提供禁止に反対する意見もありました。確かに、「生レバーを食べたら必ず食中毒になる」というわけではありません。たいていは何も起こらないか、起きても軽い腹痛・下痢ですみます。「リスクを十分に理解した上で食べたい」という個人の自由を制限すべきでないという意見にも一定の合理性はあります。

しかしながら、いったん集団発生すると数人の死亡が生じうること、抵抗力のない子どもが犠牲になること、二次感染が起きうることから、禁止もやむを得ないと私は考えます。

## 過小評価される生肉のリスク

そもそも本当にリスクが十分に理解されているのか、私には疑問です。食中毒のリスクは過小評価されているように見えます。牛の生レバーが禁止される直前には「もう食べられなくなるから、今のうちに食べておこう」と、駆け込み需要が発生しました。禁止後でも裏メニューとして牛の生レバーを提供した飲食店が摘発される事件が起きています。禁止された牛の代わりに豚の生レバーを提供する店もありました。

これを受けて、**2015年から豚の生食用の肉（内臓を含む）の販売が禁止**されました。もちろん、豚の生レバーもE型肝炎や寄生虫のリスクがあります。これらの食品を食べた人のどれほどが「運が悪いと死ぬかもしれない」ことを知っていたでしょうか。

当たり前ですが、**牛や豚の生レバーを食べないようにしましょう。猪や鹿などのジビエも生は避けましょう。**「新鮮だから大丈夫」などと説明している店があったら、食中毒についての知識が足りていないわけですので、他のメニューも大丈夫かどうかを疑ったほうがいいです。

## 他の肉も生食はリスクあり

一方、レバーと違って、牛の塊肉の内部には細菌はいません。細菌に汚染されている可能性のある表面を十分に加熱殺菌すれば、内部を生で食べることは可能です。国が定めた厳しい基準を満たした店ではユッケや生の牛タタキを提供することができます。

馬肉や鳥肉も、今のところ生食を規制されていません。馬刺しによる腸管出血性大腸菌の報告はあるものの、馬が腸管出血性大腸菌を保菌していることは稀で、牛に比べればリスクはかなり低いと思われます。鳥の生食にカンピロバクターという細菌感染のリスクがあることは有名です。ただ、カンピロバクターに感染しても、ほとんどの場合は一時的な胃腸炎ですみ、死亡に至ることがほぼないことが、生食が容認されている理由でしょう。

とはいえ、これらの肉であっても**生食にはリスクがあることは確かで、医師の立場からは、できれば加熱して食べていただきたいと考えます。特に子どもや高齢者は避けてください。**

こうして食中毒のリスクが過小評価されている理由は推測できます。現代日本において、食中毒で死ぬのは、年間数人から十数人と稀だからでしょう。ただ、きちんとした対策を講じたからこそ、食中毒による死亡が稀になったのです。1960年頃までは、食中毒による死亡は年間に数百人発生していました。食中毒のリスクは、努力によってかなり減らせます。食中毒を防ぐ方法を知っておくことは損にならないはずです。

## 「つけない」「増やさない」「やっつける」

家庭においても食中毒は発生します。死には至らないまでも、腹痛や嘔吐、下痢などで無駄に苦しむ必要はありません。

食中毒の予防の基本は、「つけない」「増やさない」「やっつける」です。

まず、「つけない」というのは、調理前に手を洗い、生肉などを切った包丁やまな板で加熱せずに食べる食材を切ったりしないようにして、細菌を付着させないこと。当たり前のようですが、焼肉を食べるときにトングや箸の使い分けはできていますか？　生肉を扱ったトングや箸で焼けた肉を取り分けたり、食べたりしてはいけません。

食品についた細菌を「増やさない」ことも大事。細菌の多くは、高温多湿な環境下で急激に増殖することがあります。食材や料理は冷蔵庫で保存するのが基本ですが、時間もポイント。時間が経てば経つほど細菌が増えていくので、作ってすぐに食べれば細菌は増えません。

「やっつける」というのは、加熱や消毒によって菌を死滅させることです。細菌やウイルスによる食中毒のほとんどが十分な加熱で予防できます。特に肉料理は中心部までよく加熱し、とろみのあるカレーなどはよく混ぜて加熱しましょう。また、生肉などに触れた調理器具は、使用するたび、よく洗って、熱湯や台所用漂白剤等で殺菌しましょう。

逆に言えば、加熱せずに食べたいのであれば「つけない」「増やさない」ことです。

## 実際の食中毒の例

いくつか例を挙げましょう。おにぎりが原因で食中毒が起きることがあります。原因菌は、主に「黄色ブドウ球菌」です。黄色ブドウ球菌は皮膚にいる常在菌で、おにぎりのように手を介した食品で食中毒を起こします。

これを防ぐには、まず「つけない」こと。おにぎりを握る前にはよく手を洗います。その上で、ラップやビニールの手袋を使って、お米に直接手を触れないようにするのがおすすめです。また、「増やさない」ために、握ってすぐに食べるか、早く食べることができないときは細菌が増えにくいように冷やしておきます。黄色ブドウ球菌による食中毒は、菌そのものではなく、菌が生み出す熱に強い毒素によって起きますので、例え再加熱しても防げません。

俗に「二日目のカレーは美味しい」といいますが、やはり食中毒の危険があります。カレーの食中毒の主な原因菌は「ウエルシュ菌」です。ウエルシュ菌は、土壌や水、動物の腸管に広く分布しているため、「つけない」という対策は難しく、「増やさない」ことが大事になります。ウエルシュ菌は「芽胞」という熱に強い形に変化でき、通常の加熱調理では「やっつける」ことができません。カレーがゆっくりと冷えていく途中で、芽胞が発芽し菌が増えていきます。これを防ぐには、作ってすぐに食べきること、保存するときには菌を「増やさない」よう急速に冷やすことが大切です。

このように、**「つけない」「増やさない」「やっつける」を原則として、個々の食品によって注意点があります。政府広報オンラインや厚生労働省のサイトが役に立ちます。正しい手の洗い方も載っていますので、一度、目を通しておくことをおすすめします（※2、3）。**

## 「自然毒」にも要注意

細菌やウイルスといった病原微生物だけが食中毒の原因ではありません。

フグ毒といった「自然毒」による食中毒は、発生件数は多くないものの、いったん発生すると重篤になりやすく、死亡の原因にもなります。フグやキノコであればリスクがあることは広く知られていますが、その他にも注意を要するものがあります（※4）。

近年では、有毒なスイセンをニラと、あるいはイヌサフランをギョウジャニンニクなどと誤認して食中毒を起こしたケースが報告されています。平成20～29年の間に、スイセンで1名、イヌサフランで6名、トリカブトで3名の死亡者が出ました（※5）。

医師の立場からいっても、フグを食べて調子が悪くなったのならフグ毒による食中毒をすぐに疑えますが、患者さんやご家族がニラを食べたとしか認識していなければ、原因の特定に時間がかかり、不要な検査や治療を行うことになって体に負担がかかります。**よくわからない野草は食べない、園芸用の植物と食用の植物を混ぜて植えない、といった対策が有効**でしょう。

「食の安全」を考えるとき、残留農薬や添加物の危険性をまっさきに気にする人もいます。もちろん、農薬や添加物も量次第では体に害を及ぼしますが、現代日本では厳しく規制されており、気にする優先順位としてはそれほど高くないと私は考えます。それよりも、食中毒について学び、対策を行うほうが効率的ではないでしょうか。

※1「牛レバーを生食するのは、やめましょう（「レバ刺し」等）」厚生労働省
https://www.mhlw.go.jp/stf/seisakunitsuite/bunya/kenkou_iryou/shokuhin/syouhisya/110720/
※2「食中毒を防ぐ3つの原則・6つのポイント　暮らしに役立つ情報」政府広報オンライン
https://www.gov-online.go.jp/featured/201106_02/index.html
※3「食中毒」厚生労働省
https://www.mhlw.go.jp/stf/seisakunitsuite/bunya/kenkou_iryou/shokuhin/syokuchu/index.html
※4「有毒植物による食中毒に注意しましょう」厚生労働省
https://www.mhlw.go.jp/stf/seisakunitsuite/bunya/kenkou_iryou/shokuhin/yuudoku/
※5「有毒植物に要注意」　厚生労働省
https://www.mhlw.go.jp/content/11120000/000505251.pdf

## ■主な病原微生物による食中毒

| 病原微生物名 | 主な原因食材 | 潜伏期 | 主な症状と合併症 | 対策 |
|---|---|---|---|---|
| 腸管出血性大腸菌 | 牛生肉・生レバー、他多数 | 4〜8日間 | 腹痛・下痢、血便、稀に溶血性尿毒症症候群 | 加熱 |
| カンピロバクター | 食肉(主に鶏肉) | 1〜7日間 | 腹痛・発熱・嘔吐・下痢、稀にギラン・バレー症候群 | 加熱、調理器具の消毒 |
| サルモネラ | 鶏卵・食肉 | 6〜72時間 | 腹痛・下痢・発熱・嘔吐 | 加熱 |
| 黄色ブドウ球菌 | おにぎり・サンドイッチ等 | 1〜5時間 | 腹痛・嘔吐・下痢 | 調理時の手洗い・手袋等、低温保存 |
| ウエルシュ菌 | カレー・シチューといった煮込み料理 | 6〜18時間 | 腹痛・下痢 | 十分な加熱、保存するときは急速な冷却 |
| 腸炎ビブリオ | 魚介類 | 8〜24時間 | 腹痛・下痢・発熱・嘔吐 | 真水による洗浄、低温保存 |
| ボツリヌス菌 | 缶詰・真空パック等の酸素に乏しい食品 | 8〜36時間 | 嘔吐・神経症状(筋力低下・複視) | 膨張している真空パック・缶詰は食べない |
| ノロウイルス | 貝類、他多数 | 24〜48時間 | 腹痛・下痢・嘔吐 | 加熱、調理時の手洗い |
| E型肝炎ウイルス | 猪、豚、鹿 | 3〜8週間 | 腹痛・嘔吐・倦怠感・黄疸 | 加熱 |

# 5 ○ 個別に必要なワクチンを接種

## 最も身近なインフルエンザ

第2章で述べたように、十分な抗体がついていない場合は「MRワクチン（麻疹・風疹混合ワクチン）」を接種してください。では、その他のワクチンについてはどうでしょうか。

みなさんにもっとも馴染みがあるのがインフルエンザワクチンでしょう。インフルエンザにかかる可能性のあるすべての人におすすめしますが、特にワクチンの必要性の高い人は、高齢者や持病があって重症化すると死亡するリスクの高い人、そうした人に接する機会の多い人です。私は患者さんに接する機会が多いこともあり、毎年接種しています。私自身がインフルエンザにかかりにくくすることに加え、患者さんにインフルエンザをうつしにくくするのが目的です。私が勤務する病院では、職員は無料でワクチンを接種でき、ほぼ全員が受けています。

流行するインフルエンザウイルスの型は、その年によって変異するため、毎年1回、10〜12月頃に接種する必要があります。

インフルエンザワクチンは、よく「効果がない」といわれますが、それは誤解です。CDCのサイトによれば、ワクチン接種によって、麻疹は97%、おたふく風邪は88%（※1）、インフルエンザは流行株の予測が当たった場合で40〜60%くらいは防ぐことができます（※2）。

他のワクチンと比較するとインフルエンザワクチンの効果が小さく思えるかもしれませんが、他のワクチンの効果が大きいといったほうがいいでしょう。マンモグラフィーによる乳がん死の減少効果は10〜20%であることと比較してみてください。インフルエンザワクチンは有用であり、WHOも「ワクチン接種はインフルエンザウイルスの感染およびウイルスが引き起こす重篤な合併症を予防する最も効果的な手段です」と述べています（※3）。

「ワクチンを打たなくても、インフルエンザには治療薬があるから大丈夫」という誤解も見られます。確かにタミフルをはじめとした抗インフルエンザ薬は、有症状期間を約1日短くするという効果があります。しかし、成人のインフルエンザに対するタミフルが、入院や肺炎といった重症化を減らすかどうかは明確ではありません。

対照的に、インフルエンザワクチンは重症化を減らす上、薬の副作用とワクチンの副作用を比べても、ワクチンのほうがずっとリスクが低いといえます。インフルエンザにかかってから慌てて病院を受診するくらいなら、ワクチンを接種して少しでもリスクを減らすほうがお得ではないでしょうか。

## 高齢者の肺炎球菌ワクチン

「肺炎球菌」は、その名の通り肺炎の他、敗血症、中耳炎や髄膜炎といった病気を起こす細菌です。高齢者に対しては、肺炎球菌ワクチンが定期接種になっています（1回のみ）。65歳の人が定期接種の対象ですが、2023年度までは経過措置として5歳きざみで70歳、75歳、80歳……の人も接種の対象です。65歳未満60歳以上でも、慢性の心臓病、腎臓病、呼吸器疾患のある人は接種対象となる場合もあります。

ワクチンでは肺炎の一部しか予防できませんが、肺炎球菌による重症の肺炎を予防する効果がありますので、ぜひ接種を検討してください。該当者以外でも任意接種は可能ですから、個別に主治医と相談しましょう。個人的には、65歳という縛りなく、希望者が無料で接種できる制度が望ましいと考えます。

## B型肝炎ワクチン

B型肝炎もワクチンで予防できる疾患です。B型肝炎ウイルスに感染すると、黄疸・倦怠感などの症状のある急性B型肝炎になります。多くはそのまま治ってしまいますが、一部は昏睡に陥るような劇症肝炎に進んだり、慢性肝炎に移行して肝硬変や肝細胞がんを引き起こすこともあります。

2016年10月から、日本でも慢性化しやすい0歳児に対するB型肝炎ワクチンが定期接種になりました。成人に対しても有用なワクチンですが、定期接種の対象外です。B型肝炎ウイルスの感染経路は、出産時の母子感染、性行為、医療事故、汚染された針（ピアスの穴開け・入れ墨・注射器の共用）などです。以前は、輸血や血液製剤を介した医原性の感染がありましたが、感染対策の進んだ現在ではその心配はまずありません。

B型肝炎の患者さんの血液に接する機会のある医療従事者には、ワクチン接種が推奨されています。もちろん、私も接種しています。ただ、感染経路を考えると、成人全員が接種しなければならないようなワクチンではありません。リスクの高い人は検討してみてください。

## HPVワクチン

HPVワクチンも、成人が接種を検討すべきワクチンです。以前は「子宮頸《けい》がん予防ワクチン」と呼ばれていましたが、「HPVワクチン」に変更されました。HPV（ヒトパピローマウイルス）は子宮頸がんをはじめ、肛門がん、中咽頭がんといったがんの原因になります。

HPVは主に性交渉で感染しますので、性交渉を行う年代になる前に接種するのが最も適切ですが、性交渉後の女性が接種してもかまいません。また、男性が接種してもかまいません。CDCでは26歳までの女性、21歳までの男性、26歳までの男性とセックスする男性、トランスジェンダー、HIV感染を含む免疫不全状態にある人に推奨しています（※4）。

日本では、2013年から中学1年生の女子で定期接種になりましたが、副作用が疑われる報告が相次ぎ、現時点では積極的な接種勧奨が差し控えられ、HPVワクチンの接種率は激減。

2015年、WHOが出したHPVワクチンについての声明で、日本は「弱いエビデンスに基づいた政策決定により、有効で安全なワクチンが使用されなくなり、実害につながりうる」と批判されました（※5）。日本産科婦人科学会も、HPVワクチン接種の積極的勧奨の再開を国に求めています（※6）。日本人全体で年間に約1万人が子宮頸がんにかかり、約3000人が死亡します。HPVワクチンにより、その50～70%が予防できると考えられます。

## 個々の事情を考慮すべき

公的機関の推奨は大雑把に年齢で区切るしかないのが現実ですが、ワクチンに限らず、あらゆる医療は個々の環境や価値観を考えた上で行うべきかどうかを判断すべきものです。例えば山奥に独居していて誰にも会わないなら、インフルエンザワクチンは不要でしょう。B型肝炎やHPVは性交渉が主な感染経路なので、性交渉を一切しないのならばワクチンの接種はほぼ不要です。性交渉をしても、相手が特定のパートナーだけであれば、ワクチンの必要性は低いといえます。ただ、パートナーが浮気をする可能性はゼロとはいえません。

また、ワクチンの副作用や病気に対する個人の考え方も大事です。過去には薬害エイズ事件をはじめとして、薬によって重篤な副作用が広く生じた事例があります。海外では広く使われているMMRワクチン（麻疹・おたふく風邪・風疹混合ワクチン）が日本で使われないのも、かつて副作用の無菌性髄膜炎が問題になったためです。現在ではワクチンや薬による副作用は少なくなっていますが、「ワクチンを接種して大丈夫なのか」と心配する人がいるのは当然です。

医療には、常に不確実性がつきまといます。ワクチンは多くの試験や市販後調査で安全性を確認されていますが、「ワクチンで重篤な副作用は絶対に起こらない」と100%の保証はできません。副作用が心配でたまらないとか、もし将来的に副作用が起きたときにひどく後悔してしまいそうであれば、ワクチンを接種しないほうがいいでしょう。しかし、ワクチンを接種しない場合は、ワクチンで予防できる病気のリスクを受け入れなければなりません。利益の大きさと害の大きさを、慎重に比べてみることをおすすめします。

## 旅行時のワクチンも重要

最後に、個別の事情で必要なワクチンが変わるのは、海外渡航時のワクチンも同じです。例えば日本国内にいるなら「黄熱病ワクチン」は必要ありません。しかし、旅行や出張、赴任、留学などによって流行地に行く場合、ワクチンは医学的にも渡航手続き的にも必須です。

他にも、日本において狂犬病は、海外で犬に咬まれて帰国後に発症した輸入事例を除けば、何十年も発生事例がない感染症です。しかし、他の多くの国では年間に何万人もの人が亡くなっています。狂犬病は発症するとほぼ100％死亡しますが、潜伏期間が長く、動物に咬まれてからできるだけ早くワクチン接種と免疫グロブリンの投与を行えば助かります。ただ、適切な医療をすぐに受けられるとは限らないため、ワクチンを接種しておく必要があります。

このように渡航先によって、推奨されるワクチンは変わります。詳細については厚生労働省のサイトを参照するか（※7）、医療機関にご相談ください。

※1 CDC 'About MMR and MMRV Vaccines'
https://www.cdc.gov/vaccines/vpd/mmr/hcp/about.html
※2 CDC 'Vaccine Effectiveness - How Well Does the Flu Vaccine Work?'
https://www.cdc.gov/flu/about/qa/vaccineeffect.htm
※3 WHO 'Vaccines'
https://www.who.int/influenza/vaccines/en/
※4 CDC 'HPV | Who Should Get Vaccine'
https://www.cdc.gov/hpv/parents/vaccine.html
※5 WHO 'Global Advisory Committee on Vaccine safety Statement on Safety of HPV vaccines'
https://www.who.int/vaccine_safety/committee/GACVS_HPV_statement_17Dec2015.pdf
※6「子宮頸がんとＨＰＶワクチンに関する正しい理解のために」公益社団法人 日本産科婦人科学会
http://www.jsog.or.jp/modules/jsogpolicy/index.php?content_id=4
※7「海外渡航のためのワクチン」厚生労働省検疫所
https://www.forth.go.jp/useful/vaccination.html

## ■成人が接種を検討してもよいワクチン

| ワクチン名 | 防ぐ病気とその特徴 | 接種がすすめられる対象者 | その他コメント |
|---|---|---|---|
| MR（麻疹・風疹混合）ワクチン | 麻疹および風疹。ともに感染力が強く、稀ながら脳炎等の合併症が起きることがある。妊婦が風疹に感染すると、子の先天異常を引き起こすことも | 未罹患かつワクチン接種歴1回以下の人（82ページ参照） | 成人男性の一部は期間限定で定期接種の対象 |
| インフルエンザワクチン | インフルエンザ。毎年冬季に流行。主な症状は、発熱、呼吸器症状、全身倦怠感。高齢者や慢性疾患のある人は死亡の原因になりうる | 全員。ハイリスク者およびその家族は特に | 抗原が変化するため毎年の接種が必要。65歳以上の成人および60〜64歳のハイリスク者は定期接種の対象 |
| B型肝炎ワクチン | B型肝炎。急性肝炎として黄疸や倦怠感を引き起こす他、慢性化すれば肝硬変や肝細胞がんの原因にもなりうる | 血液に接触する可能性のある医療従事者。キャリアのパートナー。性行為を行う人 | 血液および性行為で感染 |
| 肺炎球菌ワクチン | 肺炎や敗血症などを起こす肺炎球菌による感染症 | 65歳以上の成人および60〜64歳のハイリスク者 | 65歳以上の成人および60〜64歳のハイリスク者は定期接種の対象 |
| 水痘ワクチン | 水痘（みずぼうそう）、および帯状疱疹 | 帯状疱疹を予防したい50歳以上の成人 | |
| HPVワクチン | 子宮頸がんなどの原因となるHPV（ヒトパピローマウイルス）に関連する疾患 | ワクチン接種歴のない性行為を行う人 | |
| A型肝炎ワクチン | A型肝炎。急性肝炎として黄疸や倦怠感を引き起こす | 流行地への旅行者 | 慢性化はしないが、稀に劇症肝炎を起こす |
| ポリオワクチン | ポリオ（急性灰白髄炎）。筋肉の麻痺、後遺症が残ることも | 流行地への旅行者 | |
| 黄熱ワクチン | 黄熱。全身性の感染症で発熱、頭痛、嘔吐を来す。重症例の致死率は数十％ | 流行地への旅行者 | 蚊を介して感染 |
| 狂犬病ワクチン | 狂犬病。脳炎によって興奮・錯乱・幻覚を起こし、最終的に昏睡に陥る。発症するとほぼ100％が死亡 | 流行地において、哺乳類と接触する可能性の高い人 | |
| 破傷風ワクチン | 破傷風。土壌中の菌が傷口から感染し、全身の筋肉を強直させる。致死率は数十％ | 農作業等で土と接触する人。災害医療に従事する人 | |

# 6 ◯ 有効な健康診断を受ける

## 一般的な健診の利益は少ない

高血圧などの生活習慣病は、初期のうちは症状に乏しく、検査をしなければ発見できません。ですから、健康診断で生活習慣病などを指摘され、治療を受けている人もいるでしょう。健康診断や人間ドックでは、どのような項目を受けるべきなのかが、しばしば話題になります。時間やお金に余裕があるなら、できるだけ多くの項目を検査したほうがいいような気がするかもしれませんが、実際のところ、健康診断のエビデンスはかなり限られています。

2012年に発表されたコクラン共同計画によるランダム化比較試験を統合した系統的レビューによれば、**持病やリスク因子で選ばれていない成人を対象とした一般的な健康診断は、健康診断を受けない場合に比べて、総死亡も心血管死も減らしませんでした**（※1）。

総死亡を評価したランダム化比較試験は9件あり、研究対象者の合計は15万5899人で、フォローアップ期間の中央値は9年間です。相対リスクは0・99で統計学的有意差はありません。心血管死を評価した試験は8件、研究対象者の合計は15万2435人、相対リスクは1・03で、やはり統計学的有意差はありませんでした。著者は「一般的な健康診断には利益がありそうにない」と結論づけています。

## とはいえ不要ではなさそう

では、健康診断には、まったく意味がないのでしょうか。いくつかの理由で、必ずしもそうとはいえないと私は考えます。

まず、系統的レビューの対象となった研究は、古くは1960年代のものから含まれていて、近年になって利用できるようになった治療の効果を十分に反映していません。例えば、血清コレステロールが高いと動脈硬化になりやすいことは広く知られていますが、効率的にLDLコレステロール（いわゆる「悪玉コレステロール」）を下げる「スタチン」という薬に心血管疾患の予防効果があることが証明されたのは1990年代以降です。それ以前は、健康診断で脂質異常症（高脂血症）を見つけても、効率的な治療はできなかったのです。

研究対象が「持病やリスク因子で選ばれていない成人」というのも、健康診断の有効性が示されにくい理由になります。「糖尿病の人だけ」や「高度肥満の人だけ」を対象にするのと違って、リスクの低い人も広く研究対象に含みます。リスクの低い人は死亡が生じにくいため、臨床試験で差が検出されにくくなります。

さらに健康診断を受けない対照群に振り分けられた人たちも、診察や検査を受けないわけではありません。例えば、何らかの体調不良で病院を受診し、エックス線検査や血圧測定や採血をされることもあるでしょう。こうして対照群でも無症状の生活習慣病が発見されて治療されると、臨床試験では差が出にくくなります。

**無症状の糖尿病、高血圧、脂質異常症を治療すると、心血管疾患や脳血管障害が減る効果があるという知見も合わせて考えると、健康診断には一定の有効性はある**と考えるのが妥当ではないでしょうか。ただ、その有効性は一般的に思われているほどには高くありません。「ぜひとも毎年受けるべき」ではなく「受けられるなら受けてもいい」くらいの感じです。

かくいう私は、毎年、勤務先の病院が行う健康診断を受けています。法律で事業者は労働者に健康診断を受けさせる義務が定められているからです。検査項目は、身長・体重・腹囲・視力・聴力の測定、胸部エックス線検査、血圧測定、採血（貧血、肝機能、脂質、血糖）、尿検査、心電図です。それぞれの項目がどのくらい健康や長生きに寄与するのかについては、十分なエビデンスがあるとは言い難く、不明です。

## アメリカでは何が推奨されているか

参考のため、USPSTF（米国予防医学専門委員会）では、何がどのように推奨されているのかを調べてみました（※2）。

18歳以上の成人に対する血圧測定は強く推奨されています。脂質異常症のスクリーニングは40〜75歳の成人の全例に必要だとされていますが、21〜39歳の成人、心血管疾患の既往がない75歳以上の成人については証拠不十分として推奨も非推奨もされていません。

血糖は全例ではなく、過体重や肥満の40〜70歳の成人に対して推奨。身長・体重・腹囲には直接の言及はありませんが、BMI30以上の肥満に介入が推奨されています。一般成人に対する視力・聴力検査、胸部エックス線検査、尿検査、肝機能、貧血には言及なしです。

心血管疾患リスクの低い成人に対する心電図については、逆に検査しないことが推奨されています。利益が不明確な割に、異常が見つかったときの検査・治療に害があるからとされています。どんな項目でも健康診断を受ければ受けるほどよいというわけではないのです。

日本とアメリカ合衆国では疾患リスクも医療制度も違うので、そのまま日本には適用できません。例えば、アメリカ合衆国では推奨されていない胸部エックス線検査が日本で行われている理由の一つは、欧米諸国と比べて肺結核が多いからだと思われます。肺結核は感染するので、個人を守るためだけでなく周囲の人を守るためにも対策が必要です。海外における推奨は参考にする程度です。とはいえ、**健康診断を受けるとしたら、まずは血圧・脂質（コレステロール）・血糖値あたりを優先**したほうがいいのではないか、程度のことは言えるでしょう。

## おすすめできる健診項目

**血圧・脂質・血糖値に加えておすすめできそうなのは、骨粗《こつそ》鬆症《しょうしょう》と肝炎ウイルスの検査**です。どちらも自治体によっては補助が出ていて、その点でもお得です。

骨粗鬆症は加齢や閉経によって骨密度が低下して骨折しやすくなる病気で、食事や運動などに加え、薬によって骨折のリスクを下げることができます。ＵＳＰＳＴＦでは、65歳以上の女性全員と骨粗鬆症リスクの高い65歳未満閉経後女性に対する骨量測定検査を推奨しています（※3）。骨粗鬆症リスクは、股関節骨折、喫煙、過度のアルコール消費、低体重です。

肝炎ウイルスの慢性感染は、肝硬変や肝がんの原因になります（※4）。日本の肝がんのおおよそ80％弱は、肝炎ウイルスが原因です。肝がんの原因になるのは、慢性B型肝炎と慢性C型肝炎で、どちらも治療法があります。特に慢性C型肝炎の治療の進歩は著しく、直接作用型抗ウイルス剤の登場以来、適切に治療すればほぼ１００％が治ります。

肝炎ウイルス検査の長所は、一生に一度の検査で大丈夫なところです。かつては、輸血、血液製剤、注射針の使いまわしといった医原性の感染がありました。しかし、現在では輸血用の血液や血液製剤はきちんと管理され、注射針のような感染源となりうる医療器具は新品を使うなどの予防措置がとられているため、新しく肝炎ウイルスに感染することは、まずありません。B型肝炎は性行為で感染することもありますが、ワクチンがあります（１７０ページ参照）。

## 他項目の有効性は明確でない

その他にも自費で受けられる様々な健康診断の項目が数多くありますが、その有効性は明確ではありません。無効だというエビデンスもないので、好みで受けるのは問題ないでしょう。「異常がないことを確認して安心すること」も利益といえなくもありません。ただ、「異常が見つかることによる不安や過剰な治療」といった害も生じます。

**健康診断を受ける人に対しては、その限界や不利益についても十分に情報提供がなされるべきだと考えます。**第1章でも触れた「Choosing Wisely（賢く選択）」では、健康診断について「健康な人は1年に1回の定期健康診断はしばしば不要で、利益よりも害をもたらす可能性すらあります」としています（※5）。

以上は自覚症状がなく、特定のリスク因子のない、健康な成人の話です。体調が悪かったり、近親者が特別な病気を持っていたり、妊娠していたりする場合には個別の判断が必要です。

※1 Krogsbøll LT et al., General health checks in adults for reducing morbidity and mortality from disease., Cochrane Database Syst Rev. 2012 Oct 17;10:CD009009.
※2 US Preventive Services Task Force 'Published Recommendations' https://www.uspreventiveservicestaskforce.org/BrowseRec/Index
※3 US Preventive Services Task Force, Screening for Osteoporosis to Prevent Fractures: US Preventive Services Task Force Recommendation Statement., JAMA. 2018 Jun 26;319(24):2521-2531.
※4 江口有一郎、本邦におけるウイルス性肝疾患の現状と展望、日本内科学会雑誌 107巻1号(2018) 10-18
※5 Choosing Wisely 'Health Checkups' http://www.choosingwisely.org/patient-resources/health-checkups/

# 7 ○ 推奨されているがん検診を受ける

## どのがん検診を受けるべきか

第1章で述べたように、がん検診にも様々な種類があって、有効なものもあれば、害のほうが大きいものもあります。やみくもにがん検診を受けると、お金や時間だけではなく健康をも失いかねません。では、どのがん検診を、いつ受けたらよいのでしょうか。

じつは、とても意外に思われるかもしれませんが、**有効だという証拠があると国際的に認められているのは、「乳がん検診」、「大腸がん検診」、「子宮頸がん検診」の3つだけ**です。その他のがん検診は、地域や時代や個々の事情によって推奨度合いが変わってきます。**日本で公的に推奨されているのは、この3つに加えて、「肺がん検診」、「胃がん検診」の2つ**です（※1、2）。日本人を対象にした研究を加味して決められています。

特別な事情がなければ、この5つのがん検診について、利益と害を十分に理解した上で受けるかどうかを検討することをおすすめします。たいていは自治体から費用の補助が出ていて、少ない自己負担で受けられるのでお得です。ただし、「検診には害はない。検診はしないよりしたほうがいい」と誤解されているためか、自治体によっては指針から外れたがん検診も行っているので注意が必要です。

検査項目や対象者や受診間隔にも注目してください。例えば、乳がん検診なら、検査項目は触診やエコーではなく「問診およびマンモグラフィー」です。また、何歳でも推奨されているのではなく対象者は「40歳以上」ですし、受診間隔は毎年ではなく「2年に1回」が推奨されています。**がん検診の検査項目も対象者も受診間隔も、がんによる死亡を減らすという**

## ■指針で定めるがん検診の内容

| 種類 | 検査項目 | 対象者 | 受診間隔 |
|---|---|---|---|
| 胃がん検診 | 問診に加え、胃部エックス線検査または胃内視鏡検査のいずれか | 50歳以上<br>※当分の間、胃部エックス線検査については40歳以上に対し実施可 | 2年に1回<br>※当分の間、胃部エックス線検査については年1回実施可 |
| 子宮頸がん検診 | 問診、視診、子宮頸部の細胞診および内診 | 20歳以上 | 2年に1回 |
| 肺がん検診 | 質問（問診）、胸部エックス線検査および喀痰細胞診 | 40歳以上 | 年1回 |
| 乳がん検診 | 問診および乳房エックス線検査（マンモグラフィー）<br>※視診、触診は推奨しない | 40歳以上 | 2年に1回 |
| 大腸がん検診 | 問診および便潜血検査 | 40歳以上 | 年1回 |

※1より引用

**臨床的根拠に基づいて決定されています。**

## 国際的に推奨される3つの検診

では、各がん検診の特徴を説明していきましょう。まずは、国際的にも有効だとされている乳がん、大腸がん、子宮頸がんの検診についてです。

### ○乳がん検診

乳がんの検査は、乳房を板ではさんで伸ばし、エックス線で複数の方向から撮影する**「マンモグラフィー（乳房エックス線検査）」**が推奨されています。他にも「乳腺エコー検査」や「MRI」といった検査法もありますが、検診目的では今のところ有用性が認められていません。

おそらく善意からでしょうが、「40歳未満でも乳がん検診を受けたほうがいい。マンモグラフィーでは発見しにくいがんもあるので乳腺エコー検査を。受診間隔も2年に1回ではなく、年1回は受けたほうが安心」といったアドバイスをよく見かけますが、根拠はありません。芸能人が若くして乳がんにかかったり、亡くなったりしたニュースが流れたときに、よくこうした不適切なアドバイスが広まります。

がん検診には利益だけでなく害もあることを十分に理解していれば、こういう無責任なアドバイスはできないはずです。もちろん、40歳未満でも乳がんにかかる人はいますが、頻度が低いため、害が利益を上まわると考えられています。世界中で40歳未満の女性に乳がん検診を公的にすすめている国はありません。

ただし、遺伝的に若くても乳がんになりやすいといった特別な事情がある場合はあてはまりませんので、個別に医師に相談してください。

### ○大腸がん検診

大腸がんの検査は、**「便潜血検査」**が推奨されています。便の中の微量な血液を調べる方法で、国際的にも推奨されています。「科学的根拠に基づくがん検診」の「推奨のまとめ」では、唯一の推奨度Aです。他のがん検診は、推奨されているものでも推奨度Bです。ランダム化比較試験で、便潜血検査による大腸がん検診で大腸がん死が減ることが示されています。

なお、「S状結腸内視鏡検査」や「全大腸内視鏡検査」による大腸がん検診は、現在のところ日本では推奨度Cで、対策型検診としては推奨されていません。ただし、個人で受けるのはかまいません。

### ○子宮頸がん検診

子宮頸がんの検査は、子宮頸部をブラシでこすって細胞を採取して、顕微鏡で異常の有無を判定する**「子宮頸部細胞診」**です。一次検査で陽性になると、コルポスコープ（膣拡大鏡）で子宮頸部をより詳しく観察したり、組織を採って顕微鏡で調べたりします。

コホート研究をはじめとした観察研究で、子宮頸がん検診は子宮頸がん死を減らすという証拠が豊富にあり、検診をしない群を対照としたランダム化比較試験は行われていません。検診をしない群に割り振られた人が不利益を被るという倫理的な理由からです。

## 日本で推奨される2つの検診

次に日本で推奨されている胃がん検診と肺がん検診について説明しましょう。欧米諸国では胃がんの頻度が低いため、胃がん検診はほとんど行われていません。また、平均的なリスクの人に対する肺がん検診も推奨されていません。

## ○胃がん検診

胃がん検診の方法は、**「胃部エックス線検査」または「胃内視鏡検査（上部消化管内視鏡）」**のいずれかです。胃部エックス線検査はバリウムを飲み、撮影台の上をグルグルまわって胃粘膜にバリウムを乗せてエックス線写真を撮る方法です。胃内視鏡検査は、いわゆる「胃カメラ」のことで、鼻や口から上部消化管内視鏡を入れることで胃粘膜を直接観察したり、怪しい病変から組織を採取したりできます。

どちらを受けてもかまいませんが、両方を受ける必要はありません。胃部エックス線検査と胃内視鏡検査を直接比較した臨床試験はないので、あくまでも個人的な意見ですが、強いてどちらかといえば、胃内視鏡検査をおすすめします。胃内視鏡検査だと、がんを疑う病変があったときに、そのまま病変から組織を採取する「生検」ができますが、胃部エックス線検査では追加で胃内視鏡検査を受けることになるからです。

日本では胃がんが多く、検査法も治療法も進歩していて、ランダム化比較試験こそないものの、複数の研究で胃がん検診が胃がん死を減らすことが示されています。

## ○肺がん検診

日本では、**「胸部エックス線検査」**による肺がん検診も推奨されています。さらに50歳以上の喫煙者の場合、痰の中のがん細胞の有無を調べる検査である「喀痰細胞診《かくたんさいぼうしん》」もすすめられています。国際的には胸部エックス線検査による肺がん検診は推奨されていませんが、日本国内の観察研究で肺がん死を減らすことが示されています。

## ピロリ菌と肝炎ウイルス

こうして挙げた以外のがん検診がまったくダメというわけではありません。

例えば、胃がん検診として、**血液検査によって胃がんのリスク因子であるピロリ菌感染、胃の萎縮を調べ、リスクの高い人だけを精密検査するという方法**もあります。胃がんのリスクをA、B、Cと分けることから「ABC検診」、採血検査の項目から「ヘリコバクターピロリ抗体検査」、「ペプシノゲン法」などと呼ばれています。

現時点ではABC検診が胃がんによる死亡率を下げるという証拠が不十分であるため、公的には推奨されていません。しかし、〈ABC検診を受ける群〉と〈従来の胃部エックス線検査を受ける群〉を比較したランダム化比較試験が進行中ですので、その結果次第では公的に推奨されるようになるかもしれません。

衛生状態が悪くピロリ菌感染者が多かった時代は、全員が胃部エックス線検査を受けたほうがよかったでしょう。しかし、衛生状態が改善してピロリ菌の感染者が減ってきた現代では、まずピロリ菌感染の有無を検査するというのが合理的なやり方だと個人的には考えます。さらにピロリ菌感染者が減る将来においては、欧米諸国のように胃がん検診自体の必要性が乏しくなるかもしれません。

一方、肝臓がんの多くは、慢性ウイルス性肝炎が原因です。厳密にはがん検診ではありませんが、**肝臓がんの予防目的でB型肝炎ウイルスおよびC型肝炎ウイルスの感染の有無を調べるのはよい方法**です（180ページ参照）。各自治体が補助をしている場合もあります。肝炎ウイルスが陽性の場合は、ウイルスを排除するための治療があります。

## その他のがん検診

乳腺エコー検査による乳がん検診も議論があるところです。今のところ、エコーによる乳がん検診が乳がん死を減らすことを示した研究はありません。ただ、〈従来のマンモグラフィーのみを受ける群〉と〈マンモグラフィーに加えてエコーを併用した群〉とを比較するランダム化比較試験が進行中です。結果次第では、将来的に推奨が変わるかもしれません。

また、「マンモグラフィーで痛い思いをしたから二度と受けたくない」とか「放射線被曝が心配でたまらない」といった個別の事情がある人は、エコーによる乳がん検診を受けてもいいと考えます。

喫煙者あるいは最近まで喫煙していた人に対しては、胸部エックス線検査ではなく「低線量CT」による肺がん検診も選択肢になります。日本でもランダム化比較試験が進行中ですが、高リスク者を対象にしたアメリカ合衆国の研究では〈胸部エックス線検査を受けた群〉よりも〈低線量CTを受けた群〉でより多く肺がん死が減ったという結果が出ています（※3）。しかし、非喫煙者は肺がんリスクも小さいため、低線量CT検診から得られる利益も小さく、害のほうが大きいかもしれません。

子宮頸がんのほぼすべては、ヒトパピローマウイルス（HPV）が原因で起こります。子宮頸がん検診として、細胞診だけではなくHPVに感染しているかどうかを調べる「HPV検査」が導入されている国もありますが、日本ではまだ証拠不十分として公的には推奨されていません。30歳未満ではHPVに感染している人の割合が多く、偽陽性が大量に生じます。HP

Ｖ検査を検討するなら30歳以降がいいでしょう。

## 精密検査は必ず受けましょう

がん検診のすべてに関する注意点ですが、**一次検査で陽性であれば、必ず精密検査を受けてください。**たまに「がんと診断されるのが怖いから」と精密検査を受けないままの人がいますが、一次検査で要精密検査であっても多くの人は偽陽性で、がんではありません。過度に怖がることはありません。

そして、がんだと診断されたとしても、早期に治療すれば、それだけ治るチャンスも大きいのです。医療は進歩しています。治療成績もどんどんよくなってきていますし、体に負担の小さい治療法も開発されています。精密検査を受けないままだと、どのような治療法があるかの情報も得られません。がんが怖いと感じる気持ちは理解できますが、よく知ることが大切です。

知ることといえば、がん検診は利益ばかりが強調され、害についてはあまり知られていません。本来であれば、利益だけでなく害についても正確な情報が提供された上で、それぞれの人が検診を受けるかどうかを判断できるようになることが望ましいです。

有効ながん検診でも一定の害はありますし、がん死を完全に防ぐことはできません。そのことを知った上で、がん検診を受けないという選択をする人がいてもかまいません。大事なのは、がん検診について知ることです。そのための参考になれば幸いです。

※1「がん検診」厚生労働省
https://www.mhlw.go.jp/stf/seisakunitsuite/bunya/0000059490.html
※2「科学的根拠に基づくがん検診推進のページ」国立研究開発法人 国立がん研究センター 社会と健康研究センター 予防研究グループ
http://canscreen.ncc.go.jp/
※3 National Lung Screening Trial Research Team et al., Reduced lung-cancer mortality with low-dose computed tomographic screening., N Engl J Med. 2011 Aug 4;365(5):395-409.

Column

# 3 / まさに医者の不養生

「仕事が忙しく、十分な睡眠時間が取れないのは体に悪い」と書いておいてなんですが、じつは多くの医師は長時間労働のために十分な睡眠時間がとれていません。まさに医者の不養生ですね。勤務医も労働者ですが、「働き方改革」に伴う残業時間の上限規制は、一般労働者と違って「過労死ライン」を超える水準が提案されていて、多くの医師が不当だと声をあげています。

私は、30 代の頃に数年間だけ地方の中核病院に勤務していました。宿直をしていると、一晩に救急車が３台も４台も来ることがあります。他に病院がないので断れません。そして、ほとんど寝られなくても宿直明けは休みにはなりませんでした。医師の宿直は、建前では「常態として、ほとんど労働をする必要のない勤務」ということになっていて、翌日も働くことが多いのです。日勤して夜勤して日勤するとなると、朝出勤して帰宅できるのは翌日の夕方です。このような連続 36 時間勤務は、今でも珍しくありません。

当時は通勤時間がもったいないので、宿直でない日も病院に泊まることがありました。家にいても、担当の患者さんの病状が悪くなると病院から電話がかかってきて、出勤することもたびたびです。完全主治医制といって、担当の患者さんは主治医が責任を持つのです。ちなみに「病棟に悪い人がいるから」と夜間・休日に出勤する私を見て、まだ小さかった息子は、「父親は悪者をやっつける仮面ライダー的な仕事をしている」と勘違いしていました。

振り返って考えると、明らかに労働基準法違反です。若い頃は忙しい病院で働くことで修業して医師としての腕をみがくという一面もありましたし、何より患者さんのためを思って頑張っていたのですが、どう考えても健全とはいえません。十分な交代要員がいればいいのですが、特に地方は医師不足です。

勤務医の残業時間の上限規制を一気に一般労働者並みにすると、地域医療が崩壊し、患者さんに著しい不利益が生じます。一方で、医師が睡眠不足のまま診療を続けると、医療ミスなどにつながりかねません。睡眠不足は、大量飲酒と同じくらい集中力や判断力を下げるともいわれています。

うまい解決法はなかなかありませんが、この本が読まれることで不要な受診が減り、みなさんが健康的に過ごせることで、少しでも医師の働き方が改善し、さらに医療の質が上がることを祈っています。

特 別 編

# エビデンスの見方

## エビデンスとは何か

最近、よく「エビデンス（科学的根拠）」という言葉を耳にします。また、「エビデンスに基づいた医療＝Evidence Based Medicine（EBM）」ということも盛んにいわれています。でも、その意味をよく理解している人は少ないのではないでしょうか。

かつては「生理学的なメカニズムからの推測」、「医師の個人的な経験」に基づいた医療が行われていました。生理学的なメカニズムからの推測というのは、例えば「痰の切れが悪い患者に対して、痰のたんぱく質を分解する酵素を去痰薬として投与すれば、症状が改善するだろう」というもので、医師の個人的な経験とは「これまで痰の切れが悪い患者にたんぱく質分解酵素を投与すると、多くの患者の症状が改善した。よってこの去痰薬は効く」というものです。

生理学的なメカニズムからの推測や医師の個人的な経験に基づいた方法でうまくいくこともあるのですが、うまくいかないこともあります。酵素を経口投与しても消化吸収の際にアミノ酸にまで分解され、去痰作用が発揮されないかもしれません。薬を使おうと使うまいと痰の症状が自然に治っていくことを、薬の効果だと誤認するかもしれません。

こうした**生理学的なメカニズムからの推測や医師の個人的な経験よりも、さらに確かな臨床的根拠（エビデンス）に基づいて最善の医療を行おうというのが、「エビデンスに基づいた医療」の考え方**です。

## 効果を検証する方法「疫学」

エビデンスに基づいて推奨されているインフルエンザワクチンを例に説明します。

先にも述べたように、私は毎年インフルエンザワクチンを接種しています。私の勤務している病院では全職員を対象にインフルエンザワクチンの接種を無料で行っています。ワクチンを接種する本人のためでもありますが、何より高齢者や持病のある人をインフルエンザから守ることが目的です。

しかし、ワクチンを接種したのにインフルエンザにかかる人もいます。反対に、ワクチンを接種していないのにインフルエンザにかからない人もいます。どうしたらインフルエンザワクチンの効果を検証できるでしょうか。

その方法が「疫学」です。疫学とは、試験管の中の細胞を扱ったり、動物実験を行ったりするのではなく、人間の集団を対象にした学問です。**試験管や動物を使った実験も医学に大きく貢献していますが、人間の体や病気は複雑なので、そのままあてはまるとは限らず、ある治療法に効果があるかどうかは疫学を使わなければわかりません。**生理学的なメカニズムからの推測に基づいた医療がうまくいかないことがあるのも同じ理由です。

細かい要件はいろいろありますが、疫学の基本的な考え方は単純です。インフルエンザワクチンの効果を知りたければ、「インフルエンザワクチンを接種すると、接種しない場合と比べて、インフルエンザの発症が減るかどうか」。これだけです。

ただ、それらを比べるための疫学の研究方法にはいくつかの種類がありますから、以下で一つずつ説明します。

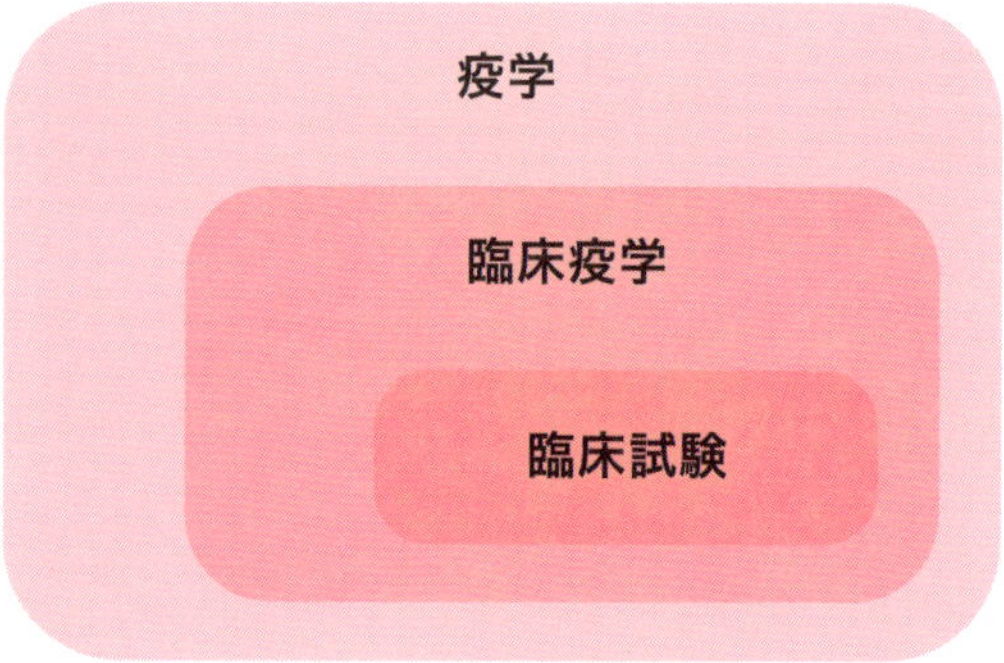


「疫学」の一分野に「臨床疫学」があり、その一部が「臨床試験」。「自らワクチンを接種した人に病気が少ない」というコホート研究は臨床試験ではありませんが、臨床疫学です。ワクチンの効果を検証するランダム化比較試験は、臨床試験で、臨床疫学で、疫学でもあります。

## 「コホート研究」

「コホート」とは、もとは古代ローマの軍団の単位のこと。転じて、「特定の要因を持った集団」のことを指します。

**「コホート研究」とは、ある時点から〈特定の要因のある集団〉だけでなく、〈特定の要因のない集団（対照群）〉について一定期間にわたって追跡・観察し、研究対象となる病気の発生率を比較することで要因と病気の関連を調べる観察研究です。**

つまり、インフルエンザワクチンでいうと、秋の初めから〈インフルエンザワクチンを接種した人〉と〈インフルエンザワクチンを接種しなかった人〉をひと冬にわたって追跡・観察し、インフルエンザの発症数を比較することになります。

一例として、2011年に発表された日本のコホート研究をご紹介しましょう（※1）。2009年の新型インフルエンザの流行の際、千葉大学病院で働く医療従事者で、〈インフルエンザワクチンを接種した集団〉1567人のうち24人（1・5％）、〈接種しなかった集団〉250人のうち13人（5・2％）がインフルエンザを発症しました。ワクチン有効率は70％強です。

ワクチン有効率とは、「もしもワクチンを接種していなければ発症していた人のうち、ワクチンのおかげで発症せずにすんだ人」の割合です。ワクチンを接種していてもインフルエンザを発症した人もいますし、ワクチンを接種していなくてもインフルエンザを発症しなかった人はもっといましたが、この場合、ワクチンを接種していた集団はワクチンのおかげでインフルエンザの発症が70％減ったといえます。

コホート研究にはいくつかの注意点があり、例えば「持病があってインフルエンザになりやすい人が用心して、より多くインフルエンザワクチンを打つ」という傾向があった場合、ワクチンの効果と無関係にワクチン群でインフルエンザの発症が多くなります。逆に、「ワクチンを打つような人は、手洗いなどの他の生活習慣も気をつけている」という傾向があったら、今度はワクチンの効果と無関係にワクチン群でインフルエンザの発症が少なくなります。

こうした結果を歪ませる要因は、取り除くことができます。**質の高いコホート研究では、前もって結果に影響しそうな様々な要因も合わせて調査し、丁寧に補正して信頼できる結果を導きだしています。**ただし、調査をしていない未知の要因が影響しているという可能性を完全にゼロにすることはできません。

## 「ランダム化比較試験」

**「ランダム化比較試験」では、対象者をランダムに〈インフルエンザワクチンを接種する集団（介入群）〉と〈接種しない集団（対照群）〉に振り分け、結果を比較します。**コホート研究と違って、例え未知の要因が存在したとしても、ランダムにワクチン群と対照群に振り分けられますので、結果への影響は最小限に抑えられます。

インフルエンザワクチンのランダム化比較試験の一例をご紹介します。バングラデシュ、ドミニカ共和国、ホンジュラスなどの複数の国の健康な3〜8歳の小児を〈インフルエンザワクチン群〉2584人、および〈対照群（A型肝炎ワクチン群）〉2584人にランダムに分け、インフルエンザの発症を比べてみたところ、インフルエンザワクチン群では62人（2・40％）、対照群では148人（5・73％）にインフルエンザが確認されました（※2）。ワクチン有効率は60％弱でした。

なお、対照群に生理食塩水ではなくA型肝炎ワクチンを接種したのは、臨床試験参加者に対照群に割りあてられたことをなるべく気づかれにくくするためです。

## 「系統的レビュー／メタ解析」

ワクチンが有効であるという研究が二つ三つあるからといって、ワクチンが有効だとは断言できません。たまたまうまくいった研究だけに注目しているかもしれないからです。

そこで役立つのが、**それまでに発表された研究をすべて集めて質を評価し、統合した「系統的レビュー／メタ解析（メタアナリシス）」**ということになります。

2018年に発表された系統的レビューによれば、インフルエンザワクチンの安全性や有効性について評価した52個の臨床試験のうち、〈不活化ワクチンを接種した群〉と〈プラセボあるいは何もしない対照群〉とを比較した25個の研究を評価したところ、健康な成人に対するインフルエンザワクチン接種はインフルエンザの発症を2・3％から0・9％に減らすという結果でした（※3）。ワクチン有効率は約60％です。

健康な小児を対象にした系統的レビューもあり、〈不活化ワクチンを接種した群〉は〈プラセボあるいは何もしない対照群〉と比較して、インフルエンザの発症を30％から11％に減少させることが示されました。ワクチン有効率は60％強です（※4）。

わざわざ「不活化」ワクチンとしているのは、インフルエンザワクチンの研究をすべて集めると生ワクチンの研究も混じってくるためです。インフルエンザ生ワクチンは、海外では承認されていますが、日本では未承認ですので、不活化ワクチンの結果のみをご紹介しました。

## 稀な病態は「症例報告」

一般的なワクチンや薬、よくある病気の治療法の効果は、大人数を集めて比べることができますが、稀な病態で十分な人数が集まらないときは何を参考にすべきでしょうか？

それは**1～数人の患者さんの詳しい経過をまとめた「症例報告」**です。さらに**数が多いと「ケースシリーズ」**と呼ばれます。

症例報告やケースシリーズでは対照群がないことがほとんどで、エビデンスレベルは低いとされています。稀な病態の症例を経験した医師は、他の医師と情報を共有できるように、医学雑誌に論文として発表します。他の医師も、自分が経験したことのない病態の患者さんを診療するときに、過去に似たような症例があったかどうか、論文を検索することで情報が得られるのです。

症例報告はたくさんありますが、ここでもインフルエンザに関する症例報告を紹介します。タイトルだけで内容はだいたいわかりますが、「H1N1インフルエンザによる重症肺炎に対し膜型人工肺を用い救命し得た1例」では、重症の43歳の男性を救った経過が詳しく報告されています（※5）。

人工肺を使うべきかどうかを検討しなければならないような重症のインフルエンザ患者さんは少ないので、コホート研究やランダム化比較試験を行うことは困難です。それでも、こうした症例報告があれば、似た病態の患者さんを診るときに治療方針の参考になります。

## エビデンスレベル

さて、「コホート研究」、「ランダム化比較試験」、「系統的レビュー／メタ解析」、「症例報告」、「ケースシリーズ」について解説しました。症例報告は医学研究の基本ですから重要ですが、1〜数人だけが対象なので確実性は劣ります。他条件が同じであれば、症例報告よりもコホート研究のほうが信頼できます。同様にコホート研究よりも結果を歪ませる可能性が低いランダム化比較試験、そしてランダム化比較試験よりも複数の研究を統合した系統的レビュー／メタ解析のほうが信頼できます。これは「エビデンスレベルが高い」と表現され、よく下図のようなピラミッドで説明されています。

ちなみに**データに基づかない「専門家の意見」は症例報告よりもエビデンスレベルが低い**とされています。「専門家の意見」は間接的な証拠を統合したものであることもありますし、一専門家の個人的な意見に過ぎないこともあります（私の個人的な意見です）。おおまかなところは、エビデンスレベルが高い情報のほうが信頼できると考えるのが妥当でしょう。

かといって、エビデンスレベルを鵜呑みにするのもよくありません。系統的レビューは複数の研究を統合するので、対象人数は多いものの質は低い研究が混じっていると、そちらに引っ張られて間違った結論が出ることもあります。研究によって結論が異なっているときは、それぞれ

■エビデンスのピラミッド

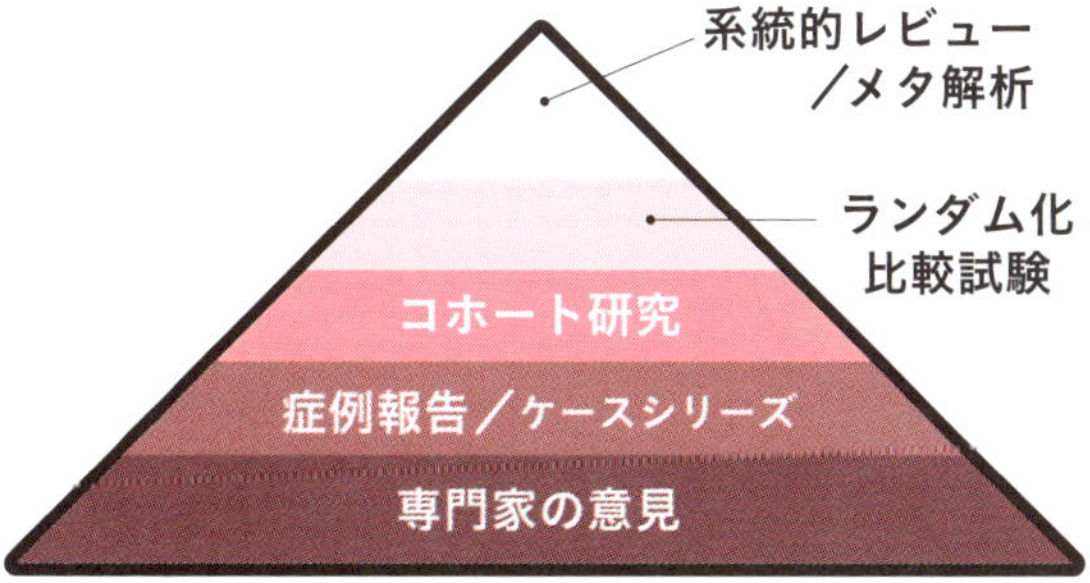


※筆者が簡略化して作成

の研究の詳細にあたり、質の高い一つのランダム化比較試験を重視することもあります。

また、コホート研究よりもランダム化比較試験のほうがエビデンスレベルは高いのですが、日本人を対象としたコホート研究のほうが、患者背景も医療制度も異なる海外で行われたランダム化比較試験よりも参考になるかもしれません。

**つまり、エビデンスレベルは絶対的なものではなく、信頼性を測る尺度の一つに過ぎないといえます。**

## パラシュートに関する研究

エビデンスレベルを信用しすぎてはいけないことを示す面白い研究があります。

2003年、パラシュートが高所からの落下に関連する外傷を予防するかどうかを究明するための系統的レビューを試みたが、統合するためのランダム化比較試験を一つも発見できなかったという研究が発表されました（※6）。この研究の著者らはパラシュートの有用性が十分なエビデンスに基づいていないと指摘。パラシュートの誤作動による死亡例がある一方、パラシュートなしで生還した例もあることから、ランダム化比較試験を行うべきだと提案します。

〈高所からパラシュートなしで落下する対照群〉を設定したランダム化比較試験など、行えるはずはありません。例外的な逸話があろうとも、パラシュートが有用なことは自明のことです。もちろん、著者らもそのことはわかっていて、有効性が自明だと思われる治療でもランダム化比較試験が要求される風潮を批判するためにあえて主張したのです。

その15年後の2018年、ランダム化比較試験が発表されました（※7）。飛行機から飛び降りたときのパラシュートの使用が死亡または外傷を予防するかを究明するため、18歳以上の試験参加に同意した乗客23人のうち、12人が〈パラシュート群〉、11人が〈対照群（空のバックパックを背負う）〉にランダムに振り分けられました。結果、パラシュートの使用は死亡や重症外傷を減らしませんでした。エビデンスレベルを重視するなら、落下時にパラシュートを使うことは無駄ということになります。

もちろん、この研究結果にはからくりがあります。参加者が飛行機から飛び降りたときの平均の高度は0・6m。止まっている飛行機からピョンと飛び降りただけです。当然、パラシュート群も対照群も死亡や外傷はゼロですので、差が出ませんでした。

この話の教訓は、**試験の詳細な条件を考慮せずにエビデンスレベルだけを見ていると、とんでもない誤りを犯すかもしれない**ことです。批判的な吟味が必要なのです。

## エビデンスの質の見分け方

私がエビデンスに基づいた医療を実践するにあたって気をつけている点は、エビデンスレベル以外にもいくつかあります。これはあくまで私独自のやり方で、必ずこうしなければならないというものではありませんが、参考くらいにはなると思います。

**○結果の一貫性**

複数の臨床試験、あるいは臨床試験と観察研究で同じような結果が出ていれば、その結果はより信頼できます。逆に**複数の臨床試験や観察研究で異なる結果が出ていれば、判断は保留**します。

**○他分野との整合性**

**試験管内の実験や動物実験は、そのまま人には応用できません。**しかし、そうした基礎実験で予想されるような結果が、臨床試験で得られればより信頼できます。一方、既知の科学法則から予想できないような主張（例：「元の物質が1分子も残らないほど希釈しても薬効がある」）は、初めから疑わしいと考えます。

## ○臨床的意義（効果の大きさ）

統計学的に有意だからといって臨床的意義があるとは限りません。臨床試験は参加者が多ければ多いほど信頼できると考えがちですが、逆に言えば、それだけ多くの参加者がいなければ差が検出できないような治療は効果が小さいと言えます。

## ○患者中心の結果を評価しているか

患者中心の結果とは、患者さんの生存や生活の質に直接つながる指標のことです。血圧や血糖値は患者中心の結果ではなく「代理指標」です。例えば血糖値を下げる確かなエビデンスがある治療であっても、死亡率を上げるのならば行うべきではありません。

## ○盲検の有無／結果の明確さ

**「二重盲検法」といって、患者さんも医師も、投与された薬が実薬か対照薬（偽薬）かわから**

**ない臨床試験がよりよい**とされています。ただ、抗がん剤なら副作用、降圧薬なら血圧で、実薬かどうかは容易にわかります。また手術は盲検化することが困難です。その場合は、盲検化しなくても揺らぎにくい明確な結果（総死亡など）を指標としているかどうかに注目しています。

## ○事前登録の有無

「出版バイアス」といって、複数の臨床試験が行われ、都合のよい結果が出た研究だけが公表されがち、というバイアスがあります。出版バイアスを防ぐ方法は、実施前にどのような臨床試験を行うかを登録しておくように義務付けることです。逆に言えば、**事前登録されていない臨床試験は信頼性に劣る**と考えます。

## ○査読の有無と発表媒体

通常、論文が医学雑誌に掲載されるときには、査読といって他の専門家から内容のチェックが行われ、質の悪い論文は掲載されません。一流誌はより高い質が要求されます。逆に、**査読がない医学雑誌の論文の質は高くありません。**学会発表となると、さらに研究の質が低いことが多いです。

### ○利益相反

製薬会社がスポンサーとなっている研究は、製薬会社に有利な結果が出やすいとされています。利益相反の存在だけで研究が信頼できないということには決してなりませんが、研究者の利害関係は一応参考にします。

## 医療はオーダーメイド

さらに医師が臨床の現場で診療するときには、エビデンスだけを考慮しているわけではありません。患者さんは千差万別です。**同じ病気でも進行度や合併症、年齢や体力、経済状況や価値観がそれぞれに異なります。**

例えば、外来を受診した患者さんにインフルエンザワクチンを接種すべきかどうかを相談されたとしましょう。先行研究は参考になりますが、条件は様々に異なります。その患者さんは千葉県の大学病院の医療従事者でも、バングラデシュの小児でもありません。ワクチンの種類も厳密に言えば異なります。

しかしながら、先行研究をまったく無視するというのも非現実的です。メタ解析の結果を考慮すると、「インフルエンザワクチンには、インフルエンザの発症や重症化を予防する効果がある。その有効性は完全ではないが、おおむね数十%くらい」とは言えます。

患者さんが慢性疾患を持たず、インフルエンザにかかっても家でゆっくり休んでいられるようなら、相対的にワクチンの重要性は下がります。逆に慢性閉塞性肺疾患を患っていたり、そうそう仕事を休んでいられない社会的立場であったりしたら、ワクチン接種を強くすすめることになるでしょう。

その上で、最終的にワクチンを接種するかどうかは患者さん自身が決めます。「ワクチンに効果があることはわかったが、それでもワクチン接種は嫌だ」という判断も十分にあり得ますし、医師はその判断を尊重します。

ただ、よりよい判断にはエビデンスの質を吟味できたほうが望ましいです。「お医者さんに全部おまかせ」というのも一つの手段ではありますが、様々なエビデンスを入手可能な時代になったのですから、エビデンスの質の見分け方を少しでも学んでみてはいかがでしょうか。

※1 Igari H et al., Effectiveness and safety of pandemic influenza A (H1N1) 2009 vaccine in healthcare workers at a university hospital in Japan., Jpn J Infect Dis. 2011;64(3):177-82.

※2 Jain VK et al., Vaccine for prevention of mild and moderate-to-severe influenza in children., N Engl J Med. 2013 Dec 26;369(26):2481-91.

※3 Demicheli V et al., Vaccines for preventing influenza in healthy adults., Cochrane Database Syst Rev. 2018 Feb 1;2:CD001269.

※4 Jefferson T et al., Vaccines for preventing influenza in healthy children., Cochrane Database Syst Rev. 2018 Feb 1;2:CD004879.

※5 方山真朱ら、H1N1インフルエンザによる重症肺炎に対し膜型人工肺を用い救命し得た1例、日本集中治療医学会雑誌 18巻3号(2011) 405-409

※6 Smith GC and Pell JP., Parachute use to prevent death and major trauma related to gravitational challenge: systematic review of randomised controlled trials. BMJ. 2003 Dec 20;327(7429):1459-61.

※7 Yeh RW et al., Parachute use to prevent death and major trauma when jumping from aircraft: randomized controlled trial., BMJ. 2018 Dec 13;363:k5094.

# おわりに

診察室で患者さんからのご相談に乗ることは、臨床医の大事な仕事の一つです。患者さんと直接対話をすることで、個別の事情に配慮したり、不安や疑問に答えたりすることができます。これは大きな利点ですが、一方で診察室ではできないことがあります。

まず、多数の患者さんがお待ちですから、十分な時間がとれません。ポイントを絞ってお話をするだけで精一杯で、健康や体についての基本から丁寧に解説することは不可能です。また、患者さんの先入観を変えることも難しいです。例えば、いつでも薬は必要だと考えている患者さんに「薬は不要です」とご説明しても、納得していただけないことがよくあります。

ですから、本書では、ふだん診察室では伝えきれない健康や体の基本からエビデンスのことまで、なるべくわかりやすく詳しく解説するよう心がけました。それから、ふだんは病院にかかる機会の少ない人にまで、より多くの人たちに伝わるようにと思って書きました。

さて、お読みになって、いかがだったでしょうか。面白く読んでいただけたなら幸いです。「禁煙して酒量を減らして運動して肥満ならやせろなどと、当たり前でつまらない」と思われたかもしれません。でも、この当たり前のことがなかなかできないのです。

検査に消極的であることを、意外に思われた方もいるでしょう。「いろいろ検査して、病気を早めに見つけて治療をしたほうがいいんじゃなかったの？　他の本や医者はそう言っているよ」という声もあるかもしれません。医者もこのあたりのことはよく知らなかったりします。だから、「賢く選択（Choosing Wisely）」なんてキャンペーンが必要なのです。

本書だけで完結するのではなく、他の専門家の意見も参考にしながら、ぜひ「最善」を目指してみてください。できる限り根拠となる論文を提示しているのが、この本のいいところです。信頼度の高いエビデンスに基づいている以上、まったく正反対の意見は出てこないはずですが、解釈には多少の違いがあるかもしれません。

あるいは専門家に頼るだけではなく、ご自身で医学論文を読むことにチャレンジするのもおすすめです。今はよい時代です。昔は大学病院の図書館でしか手に入らなかった医学論文が、今ではインターネットを通じて自宅で読めます。英語が苦手なら、最初は機械翻訳に頼るという手もあります。SNSで質問したら答えてくれる専門家もいるでしょう。

健康・長寿を追及するだけでなく、新たな知識を得ること自体もよい体験になるかもしれません。もしも本書をきっかけに論文を読んでみようという読者が一人でもいたなら、私はとても嬉しく思います。

# 医師が教える
# 最善の健康法

---

発行日　2019年6月25日　第1刷発行

著　者　名取宏

発行者　清田名人

発行所　株式会社内外出版社

〒110-8578

東京都台東区東上野2-1-11

電話　03-5830-0368（企画販売局）

電話　03-5830-0237（編集部）

https://www.naigai-p.co.jp

印刷・製本　中央精版印刷株式会社

装丁・本文デザイン／小口翔平＋岩永香穂（tobufune）

DTP・図版作成／小田直司（ナナグラフィックス）

校正／内藤久美子

イラスト／とぐちえいこ

編集／大西真生



ISBN 978-4-86257-471-8